手のひら図鑑 ❷

人体

リチャード・ウォーカー 著

伊藤 伸子 訳

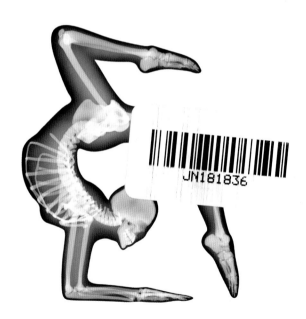

化学同人

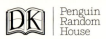

Pocket Eyewitness HUMAN BODY
Copyright © 2013 Dorling Kindersley Limited
A Penguin Random House Company

Japanese translation rights arranged with
Dorling Kindersley Limited, London
through Fortuna Co., Ltd., Tokyo
For sale in Japanese territory only.

A WORLD OF IDEAS : SEE ALL THERE IS TO KNOW
www.dk.com

手のひら図鑑 ②

人　体

2016年6月1日　第1刷発行
2019年9月15日　第2刷発行

著　者　リチャード・ウォーカー
訳　者　伊藤伸子
発行人　曽根良介
発行所　株式会社化学同人

〒 600-8074　京都市下京区仏光寺通柳馬場西入ル
　TEL：075-352-3373　FAX：075-351-8301

装丁・本文DTP　悠朋舎／グローバル・メディア

JCOPY　〈出版者著作権管理機構委託出版物〉
本書の無断複写は著作権法上での例外を除き禁じら
れています．複写される場合は，そのつど事前に，
出版者著作権管理機構（電話 03-5244-5088, FAX
03-5244-5089, email：info@jcopy.or.jp）の許諾
を得てください．

無断転載・複製を禁ず

Printed and bound in China

Ⓒ N. Ito 2016
ISBN978-4-7598-1792-8

乱丁・落丁本は送料小社負担にて
お取りかえいたします．

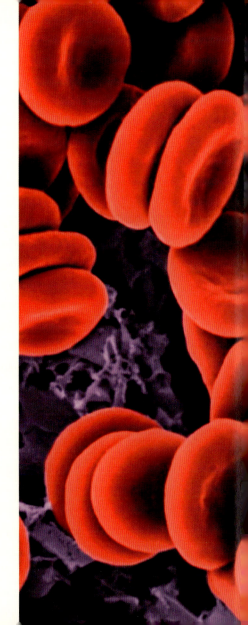

目　次

- 4 人間の特徴
- 6 体をつくるもの
- 8 細胞の種類
- 10 細胞の分裂
- 12 細胞から系へ
- 14 体の中の撮影

18 体を支えるしくみ

- 20 皮ふ
- 22 毛と爪
- 24 体温
- 26 骨格系
- 30 骨の中
- 32 骨の種類
- 34 骨折
- 36 関節のはたらき
- 38 関節の種類
- 40 筋肉と動き
- 42 筋肉の種類
- 44 筋肉のつくり
- 48 筋肉のはたらき

50 血液とリンパ

- 52 血管系
- 54 血管
- 58 心臓
- 60 心臓の動き
- 62 血液の正体
- 64 傷の治り方
- 66 病気とのたたかい
- 70 リンパの流れ
- 72 血液のろ過
- 74 老廃物の除去

76 肺と呼吸

- 78 呼吸器系
- 80 息の出入り
- 82 肺の中
- 84 発声

86 消化器系

- 88 栄養素の配達
- 90 口
- 92 胃
- 94 小腸
- 98 大腸
- 100 肝臓

102 体を制御するしくみ

- 104 神経系
- 106 脳
- 110 脊髄
- 112 見る
- 116 味わう
- 118 かぐ
- 120 さわる
- 122 聞く
- 124 平衡感覚
- 126 化学物質の伝達
- 128 ホルモン

130 生殖と成長

- 132 女性と男性
- 134 受精
- 136 子宮
- 140 遺伝子とDNA
- 142 成長

- 146 体まめ知識
- 150 用語解説
- 152 索引
- 156 謝辞

人間の特徴 にんげんのとくちょう

人間の体にはほかの動物にはない特徴があります。そのおかげで人間は地球上で一番発展した社会をつくることができました。人間は優れた知能をもち、独特の歩き方や情報の伝え方をします。寒さや暑さに関係なく同じように活動できるのも人間だけです。

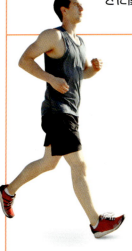

2本の足

人間は2本の足で立ち、長い距離を歩いたり走ったりする。まっすぐ立てた体の上に頭があるので遠くまで見わたすことができる。両手が自由になるので道具を使うこともできる。

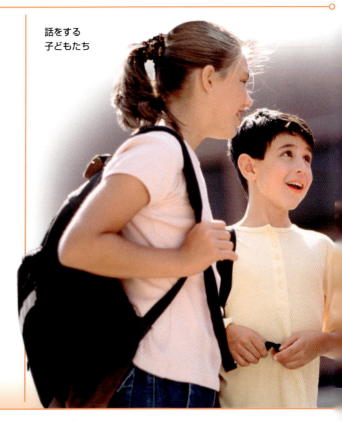

話をする
子どもたち

言葉のやり取り

考えていることを伝えるために言葉を使うのは人間だけ。人と人は言葉を通じて社会をつくりあげていく。ほかの動物は言葉ではなく鳴き声や体の動きなどで情報を伝える。

器用な手

人間の手はとてもしなやかで、いろいろな動きをする。指で物をはさんで正確に動かせるので、思うように絵を描くことができる。手全体を強くにぎって重い荷物をひっぱることもできる。

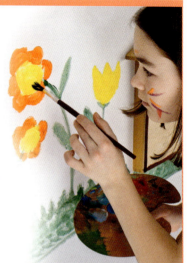

寒さ対策

服を着る動物は人間だけ。服を着て寒さをしのぐという方法のおかげで、人類は誕生の地である熱帯のアフリカから南極や北極に近い寒い地方にまで広がることができた。

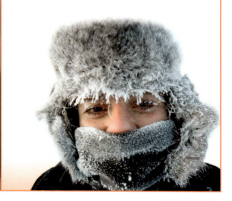

体をつくるもの

人間の体は数十兆個の小さな細胞でできています。細胞とは生物の一番小さな単位です。細胞の中ではさらに小さな細胞小器官（オルガネラ）が集まり複雑な構造をつくっています。物質の合成や調整、移動、エネルギーの放出など、細胞小器官それぞれの役割がひとつにまとまって細胞としての活動になります。

細胞の中

細胞の形や大きさはさまざまだが、基本的な構造はどれも同じ。外側は膜で囲まれ、内側は液体（細胞質基質）で満たされている。細胞小器官は細胞質基質の中にうまっている。

リソソーム：いらなくなった細胞小器官の消化に関係する

核：細胞のはたらきを調節する

細胞質基質：ゼリーのような液体。細胞小器官がうまっている

ゴルジ体はタンパク質の加工工場。タンパク質を細胞の内や外で使える形に変える。

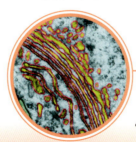

細胞内のつくりと細胞小器官

6 | 人体

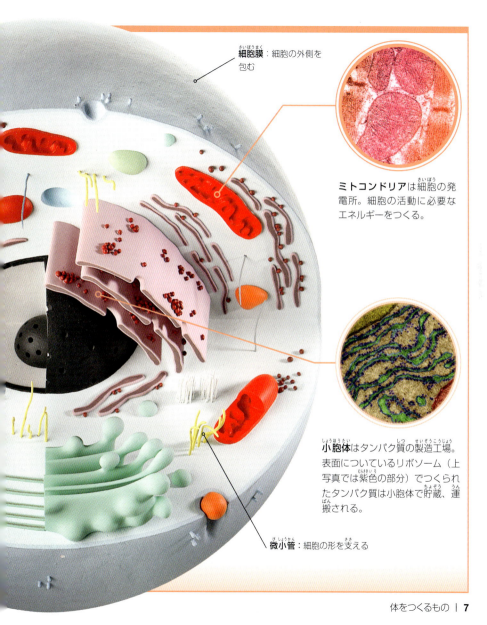

細胞膜：細胞の外側を包む

ミトコンドリアは細胞の発電所。細胞の活動に必要なエネルギーをつくる。

小胞体はタンパク質の製造工場。表面についているリボソーム（上写真では紫色の部分）でつくられたタンパク質は小胞体で貯蔵、運搬される。

微小管：細胞の形を支える

細胞の種類 さいぼうの しゅるい

人間の体には200種類ほどの細胞があります。それぞれはたらきはちがい、同じ種類の細胞はまとまって仕事をします。このようなまとまりを組織といいます。細胞の大きさと形は組織のはたらきと関係しています。

いろいろな細胞

ここでは形もはたらきもまったくちがう6種類の細胞を紹介する。たとえば神経細胞は脳と体の離れた部分とをつないで信号を伝える長い細胞。脂肪細胞は燃料をたくわえる丸い細胞。

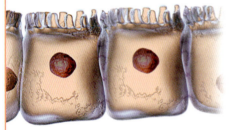

血液にのって体中に運ばれる**赤血球**も細胞。赤血球は小さくて、ほかの細胞とちがい核をもたない。肺から運び出した酸素をほかの細胞へ届けるはたらきをする。血液の赤色は赤血球の色。

上皮細胞はびっしりくっつき、病原体が入ってこないように組織を守る。口や肺など中が空洞の器官や、皮ふの表面をおおう。

軸索の末端からとなりの神経細胞に信号が伝えられる

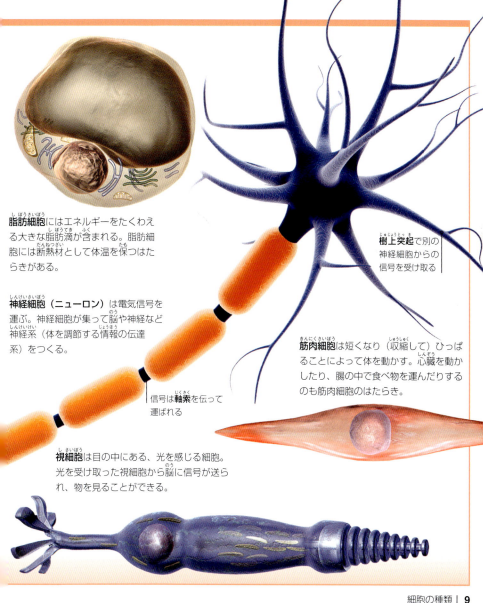

脂肪細胞にはエネルギーをたくわえる大きな脂肪滴が含まれる。脂肪細胞には断熱材として体温を保つはたらきがある。

神経細胞（ニューロン）は電気信号を運ぶ。神経細胞が集って脳や神経など神経系（体を調節する情報の伝達系）をつくる。

樹上突起で別の神経細胞からの信号を受け取る

信号は**軸索**を伝って運ばれる

筋肉細胞は短くなり（収縮して）ひっぱることによって体を動かす。心臓を動かしたり、腸の中で食べ物を運んだりするのも筋肉細胞のはたらき。

視細胞は目の中にある、光を感じる細胞。光を受け取った視細胞から脳に信号が送られ、物を見ることができる。

細胞の種類 | **9**

細胞の分裂 さいぼうのぶんれつ

生命の始まりは1個の細胞です。1個の細胞が分裂を繰り返して数十兆個の細胞となり体をつくります。体が成長していくのは細胞分裂（有糸分裂）をするからです。古い細胞や傷ついた細胞、失われた細胞にかわって新しい細胞ができるのも細胞が分裂をするからです。

同じ細胞

体をつくる細胞が分裂すると同じ細胞が2個できる。細胞の中の核には、細胞をつくり、細胞がいろいろなはたらきをするよう指示を出す染色体がある。細胞分裂の最初の段階で染色体は同じ染色体をつくる（複製）。複製した染色体は2本一組で細胞の中央に並ぶ。続いて染色体が離れてそれぞれ細胞の端へ移動する。最後に細胞質が分かれて同じ細胞が2個できる。

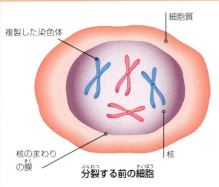

分裂する前の細胞

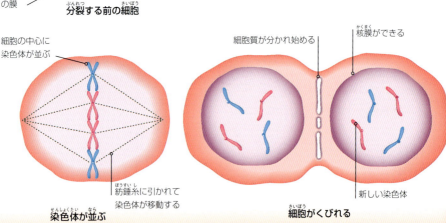

染色体が並ぶ

細胞がくびれる

大きくなる

人間の体は生まれてから10代の後半まで大きくなり続ける。おもに細胞分裂の結果だ。成長ホルモンのはたらきで細胞は分裂してどんどんふえ、体は成長していく。おとなになって成長がとまっても、体の組織を維持し、修復するために細胞は分裂し続ける。

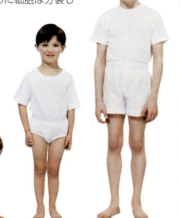

けがが治る

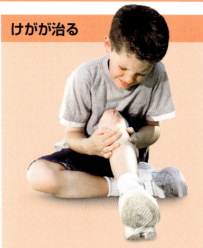

ひざをすりむくと自然に治る。このときも細胞分裂がだいじな役割をはたす。傷口では細胞が分裂して新しい皮ふ細胞をつくり、傷ついた細胞と入れかわる。体の中で細胞が傷ついたときも細胞分裂が修復に重要な役割をはたす。

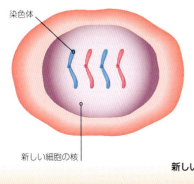

染色体

新しい細胞の核

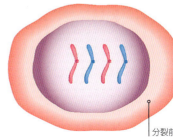

分裂前と同じ細胞

新しい細胞

細胞の分裂 | 11

細胞から系へ さいぼうから けいへ

体の中では数十兆個もの細胞が協力しあいながらはたらいています。もしてんでばらばらに活動していたら、体は形のないただのかたまりになってしまいます。細胞が集まって組織、器官、系をつくり、いっしょにはたらきあってひとつの体をつくりあげているのです。

体の組織化

体のつくりは、細胞から組織、器官、器官系とだんだん大きなまとまりになっていく。まず似たような細胞が集まり組織ができる。いくつかの組織が集まり決まったはたらきをする器官になる（たとえば心臓）。さらにいくつかの器官がつながり器官系をつくる（たとえば循環器系）。

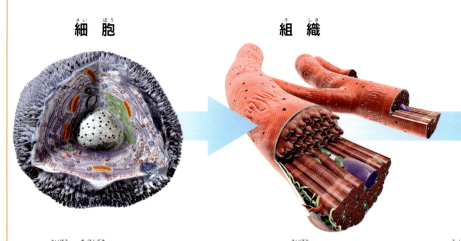

細胞

組織

体のどの**細胞**も基本的なつくり（上図）は同じだが、心臓の心筋細胞にはほかの細胞にはない特徴がある。心筋細胞は収縮して（短くなり）心臓を動かす。

同じ種類の細胞が集まって一つのはたらきをする**組織**になる。心筋細胞がつながって心臓の筋組織（上図）をつくる。

器官系

心臓は胸にある**強力なポンプ**。心臓から押し出された血液は血管を通って体中に届けられる。

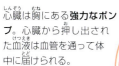

器官

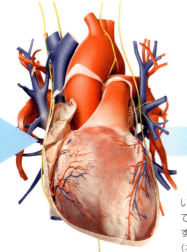

いくつかの組織が集まって**器官**になる。心臓(上図)は筋組織や結合組織、神経組織などでできている。

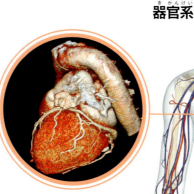

いろいろな器官がつながって、まとまったはたらきをする**器官系**となる。循環系(右図)は心臓と血液の流れる血管とでできている。

体の中の撮影 からだのなかのさつえい

少し前まで、病院で体の中を調べる方法は手術しかありませんでした。現在では痛い思いをしなくても体の中の器官や組織を画像で見ることができます。X線、CT、MRI、超音波などがよく使われます。

MRI

下の図は核磁気共鳴画像法（MRI）で撮影した頭の断面図。トンネルのような装置（スキャナー）に横たわり強力な磁気をあてると、体の組織が共鳴して電波を出す。この電波をコンピュータが処理して画像にする。

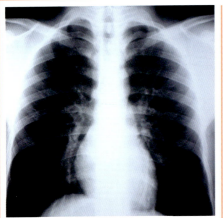

X 線

X線は1895年に発見された。高エネルギーの放射線で、体の中を通りぬけて写真フィルムまで届く。骨などのかたい部分はX線を吸収するのでフィルムにはっきりうつる。やわらかい組織はX線を通すのであまりよくうつらない。

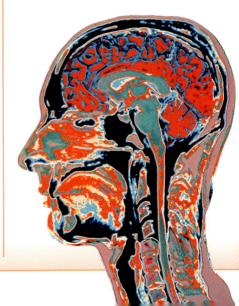

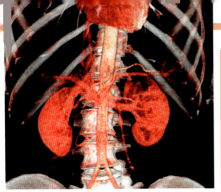

CT
コンピュータ断層撮影法（CT）ではX線をあてて器官や組織を「輪切り」にし、コンピュータで画像にする。上の画像は、輪切り画像を組み合わせて三次元で表したおなかの3D画像。

超音波
高い振動数の音波（超音波）をあててはね返ってくる反響（エコー）をコンピュータで画像にする。下の画像はおなかの中の20週の胎児。

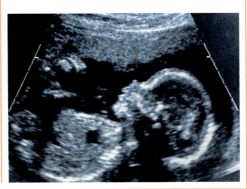

内視鏡検査
柔軟性のある細い管の先にカメラをつけて体の中に入れる。スクリーンには体の中の調べたい部分がうつし出される。

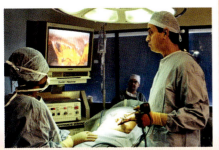

SEM
走査型電子顕微鏡（SEM）は顕微鏡の一種。体からとってきた組織を拡大して3D画像にする。下の写真は皮ふの下の脂肪層からとった脂肪細胞。ふっくらしたようすがよくわかる。

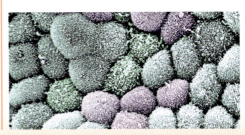

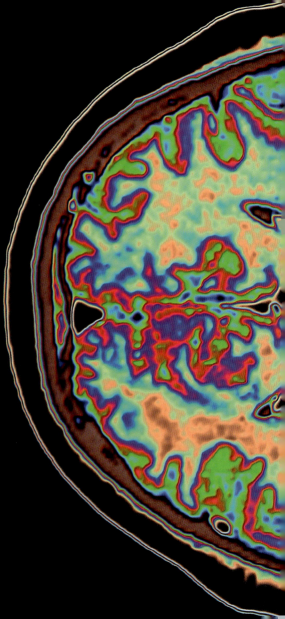

頭のスキャン

頭を輪切りにしたMRI画像。頭の上から見た脳と頭蓋骨がうつっている。大脳が大部分を占めている。色のちがいははたらきのちがいを表す。大脳は場所によってちがうはたらきをする。

人間の脳は
カリフラワーほど
の大きさだが、
重さは
1.4 kg
もある

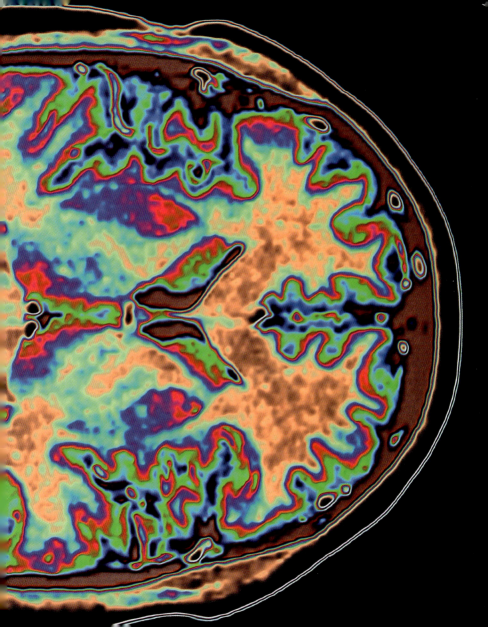

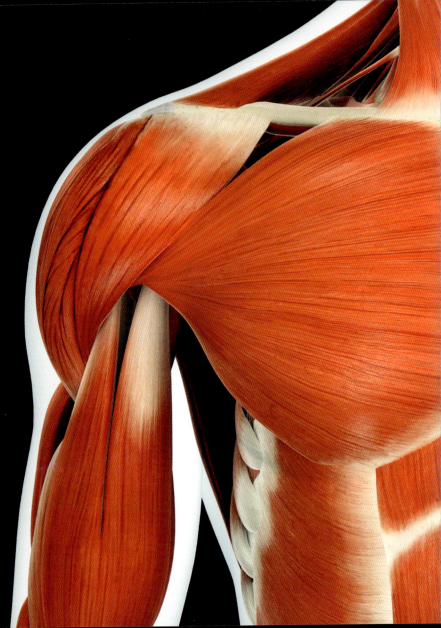

体を支える しくみ
からだをささえるしくみ

体の形をつくり、体の表面をおおい、体を支えて、体を動かすのは骨格系と筋肉系と皮ふの役目です。骨格系は体重を支えるじょうぶな構造をつくりますが、動けるほどには軽く、曲がります。筋肉系は骨格系とつながって体の形をつくったり、骨を引いて体を動かしたりします。皮ふは全身をすっぽりつつんで体を守ります。

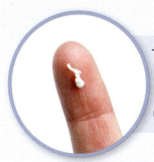

一番小さな骨
体の中で一番小さな骨は、耳の中で音を伝える耳小骨。耳小骨は3個の骨でできている。

皮ふ

体全体をおおっている皮ふは体の中で一番大きな器官です。皮ふは水や病原体、紫外線の侵入を防ぎ、体を守っています。体のまわりのいろいろな刺激を感じとることもできます。皮ふには傷を治す力もあります。

皮ふの中

皮ふには二つの層がある。上の層は体を守る表皮。表皮の大部分はケラチン（水をはじくタンパク質）のつまった平らな細胞でできている。表皮の下には表皮よりも厚い真皮の層がある。真皮には血管、神経、汗腺などが集まっている。

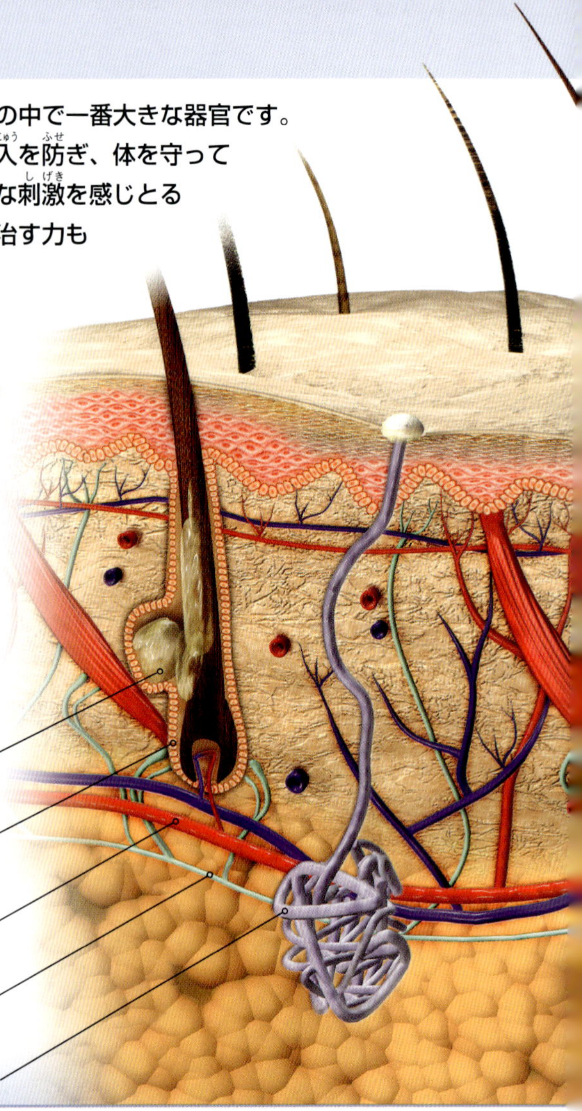

脂腺：皮ふをやわらかくする皮脂を分泌する腺

毛包：毛が生える小さな穴

動脈：皮ふの細胞に栄養と酸素を届ける血管

神経：感覚点からの信号を脳へ送る

汗腺：汗を出す腺

体を支えるしくみ

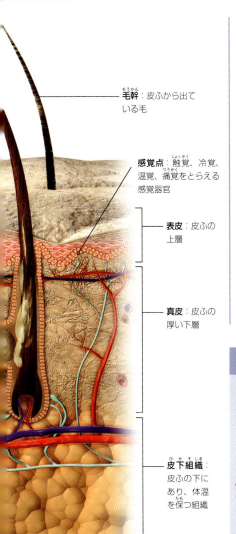

毛幹：皮ふから出ている毛

感覚点：触覚、冷覚、温覚、痛覚をとらえる感覚器官

表皮：皮ふの上層

真皮：皮ふの厚い下層

皮下組織：皮ふの下にあり、体温を保つ組織

新しい皮ふ

表皮は四つの層でできている。一番上の死んだ細胞の層は絶えずはがれ落ちて、下から押し上げられてきた新しい細胞と入れかわる。新しい細胞はだんだん平らになり、また死んではがれ落ちてを繰り返し、生まれ変わり続ける。

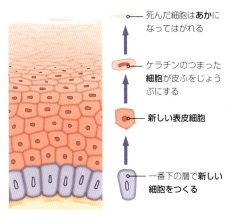

死んだ細胞は**あか**になってはがれる

ケラチンのつまった**細胞**が皮ふをじょうぶにする

新しい表皮細胞

一番下の層で**新しい細胞をつくる**

すべりどめ

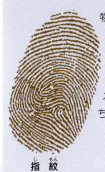

指 紋

物をつかむことができるのは指の先にある細かいでこぼこのおかげだ。指のでこぼこ模様を指紋という。指紋はコップなどの表面に残る。指紋は人によってすべてちがう。

毛と爪 けとつめ

毛と爪は皮ふから生えています。毛も爪もじょうぶなタンパク質（ケラチン）のつまった死んだ細胞でできています。毛は体全体に生え、爪は指先の敏感な部分を守っています。指先に力を入れて小さな物をつかむことができるのも爪があるからです。

毛の構造

毛は皮ふから外に出ている部分を毛幹、皮ふの下にうもれている部分を毛根という。毛根の根元でつくられた新しい細胞が上へ移動して毛は伸びていく。頭の毛は1日に約0.3mm伸びる。

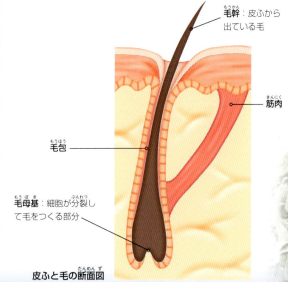

毛幹：皮ふから出ている毛

筋肉

毛包

毛母基：細胞が分裂して毛をつくる部分

皮ふと毛の断面図

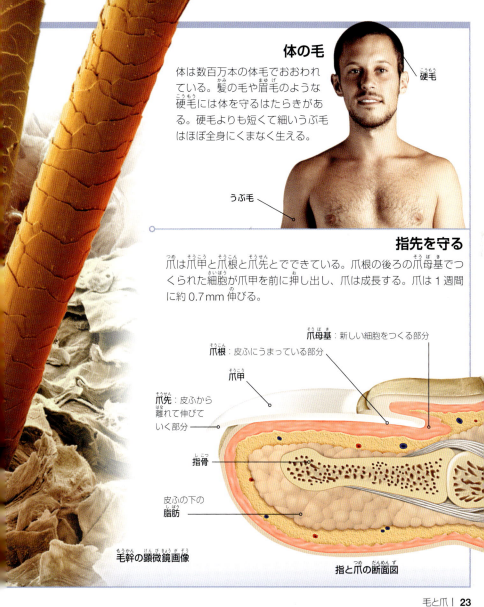

体の毛

体は数百万本の体毛でおおわれている。髪の毛や眉毛のような硬毛には体を守るはたらきがある。硬毛よりも短くて細いうぶ毛はほぼ全身にくまなく生える。

硬毛

うぶ毛

指先を守る

爪は爪甲と爪根と爪先とでできている。爪根の後ろの爪母基でつくられた細胞が爪甲を前に押し出し、爪は成長する。爪は1週間に約0.7mm伸びる。

爪母基：新しい細胞をつくる部分
爪根：皮ふにうまっている部分
爪甲
爪先：皮ふから離れて伸びていく部分
指骨
皮ふの下の脂肪

毛幹の顕微鏡画像

指と爪の断面図

体温

皮ふには体温を一定に保つだいじな役割があります。皮ふのおかげで冬でも夏でも体温は37℃前後です。37℃というのは体の細胞が一番むりなくはたらく温度です。

体の熱

細胞は休むことなく活動し熱を出している。細胞の出す熱はおもに皮ふを通して体から失われる。右の画像は皮ふの温度を示す。冷たい物を口に入れたときの冷え方が体の部分によってちがうことがわかる。温度の一番高い部分が黄色、低い部分が黒色。

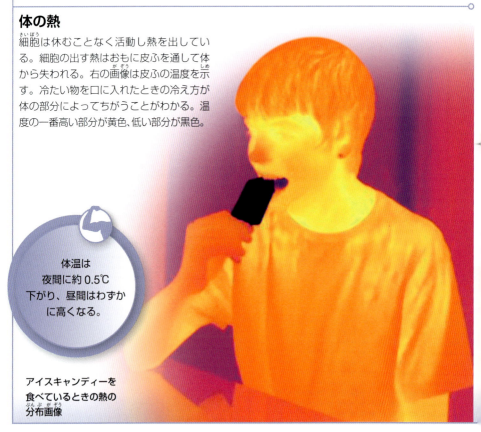

体温は夜間に約0.5℃下がり、昼間はわずかに高くなる。

アイスキャンディーを食べているときの熱の分布画像

暑いとき

体温が上がってくると体は汗を出し、血管を広げて体温を下げる。汗は蒸発するときに皮ふから熱をうばう。血管が広がり、皮ふを流れる血液がふえると体の表面から熱がたくさん逃げる。

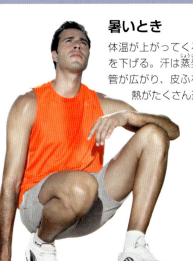

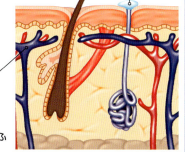

毛が横になる

汗

血管が広くなる

暑いときの皮ふ

寒いとき

寒さを感じると汗腺は汗をあまりつくらなくなり毛管は細くなる。体から熱がうばわれるのを防ぐためだ。毛がまっすぐ立ち、皮ふもいっしょに持ち上がるので鳥の肌のようになる。

毛がまっすぐ立つ

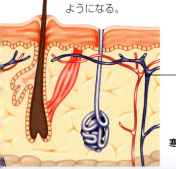

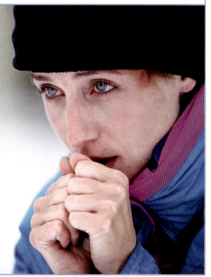

血管が細くなる

寒いときの皮ふ

骨格系 こっかくけい

骨格がないと体はくずれてしまいます。骨格は体を支え、体の形をつくり、さらに内臓を守ります。いろいろな動作ができるのは骨格と筋肉がつながっているおかげです。骨はエネルギーを多く含む脂肪や、歯や骨に必要なカルシウムをたくわえる場でもあります。

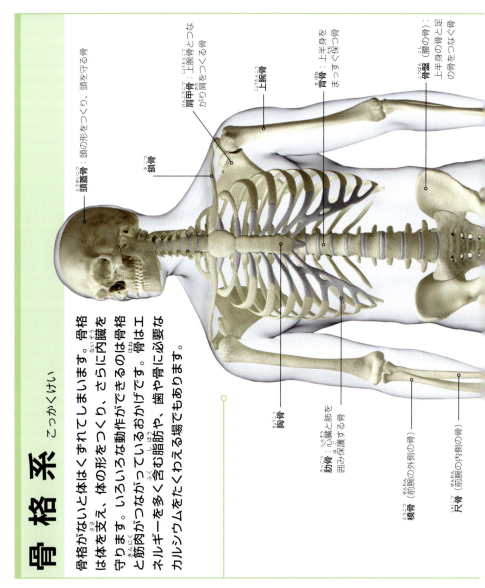

- 頭蓋骨（とうがいこつ）：頭の形をつくり、頭を守る骨
- 肩甲骨（けんこうこつ）：上腕骨とつながり肩をつくる骨
- 上腕骨（じょうわんこつ）
- 背骨（せぼね）：上半身をまっすぐ保つ骨
- 骨盤（こつばん）（腰の骨）：上半身の骨と足の骨をつなぐ骨
- 鎖骨（さこつ）
- 胸骨（きょうこつ）
- 肋骨（ろっこつ）：心臓と肺を囲み保護する骨
- 橈骨（とうこつ）（前腕の外側の骨）
- 尺骨（しゃっこつ）（前腕の内側の骨）

26 ｜ 体を支えるしくみ

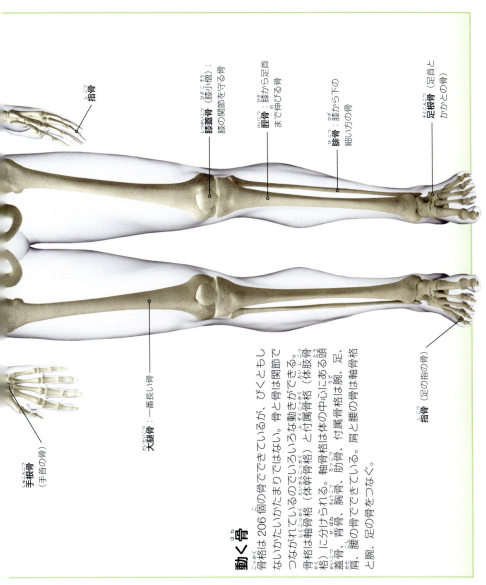

手根骨（手首の骨）

指骨

膝蓋骨（膝小僧）：膝の関節を守る骨

脛骨：膝から足首まで伸びる骨

腓骨：膝から下の細い方の骨

足根骨（足首とかかとの骨）

大腿骨：一番長い骨

趾骨（足の指の骨）

動く骨

骨格は206個の骨でできているが、びくともしないかたいかたまりではない。骨と骨は関節でつながれているのでいろいろな動きができる。骨格は軸骨格（体幹骨格）と付属骨格（体肢骨格）に分けられる。軸骨格は体の中心にある頭蓋骨、背骨、胸骨、肋骨、付属骨格は腕、足、肩、腰の骨でできている。肩と腰の骨は軸骨格と腕、足の骨をつなぐ。

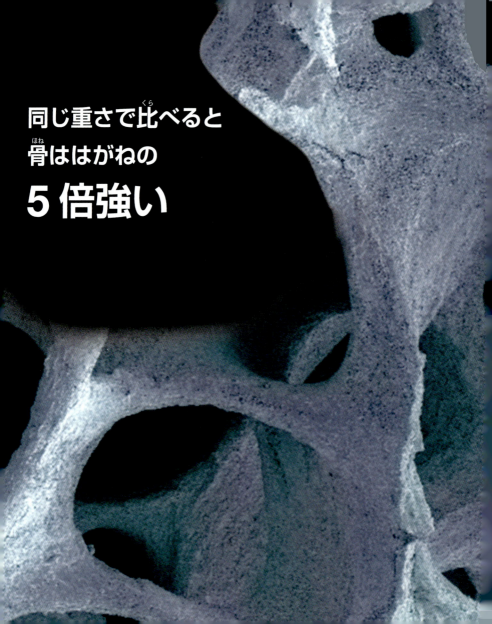

同じ重さで比べると
骨ははがねの
5倍強い

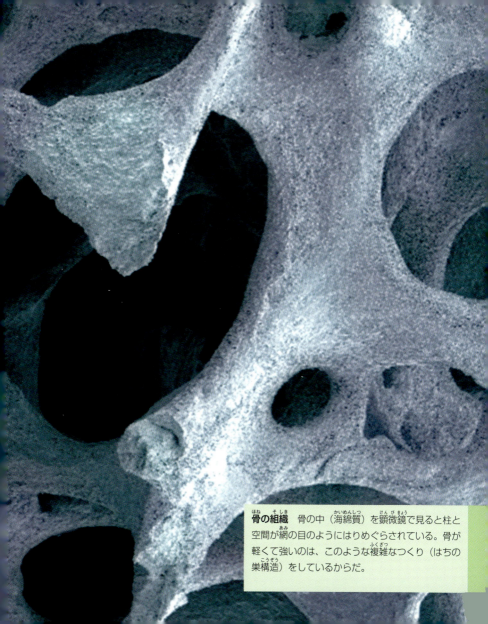

骨の組織 骨の中（海綿質）を顕微鏡で見ると柱と空間が網の目のようにはりめぐらされている。骨が軽くて強いのは、このような複雑なつくり（はちの巣構造）をしているからだ。

骨の中 ほねのなか

骨の中は均一ではなく、外側はびっしりつまった重い組織、内側は軽い組織でできています。このようなつくりをしているため骨は体重を支えられるほどじょうぶで、なおかつ体を動かせるほど軽いのです。

骨のつくり

骨の中は右の図のようなつくりになっている。外側は骨単位という小さな管が集まった、かたくて重い緻密質でおおわれる。内側の軽い海綿質のさらに中心には黄色骨髄のつまった空洞がある。

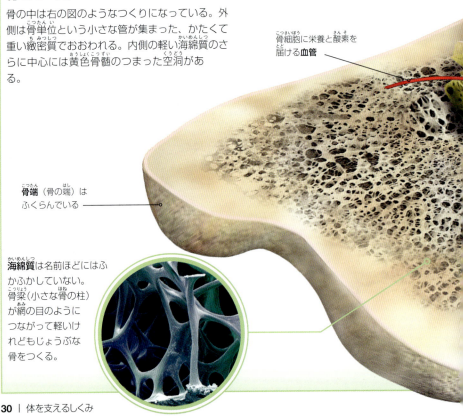

骨細胞に栄養と酸素を届ける**血管**

骨端（骨の端）はふくらんでいる

海綿質は名前ほどにはふかふかしていない。骨梁（小さな骨の柱）が網の目のようにつながって軽いけれどもじょうぶな骨をつくる。

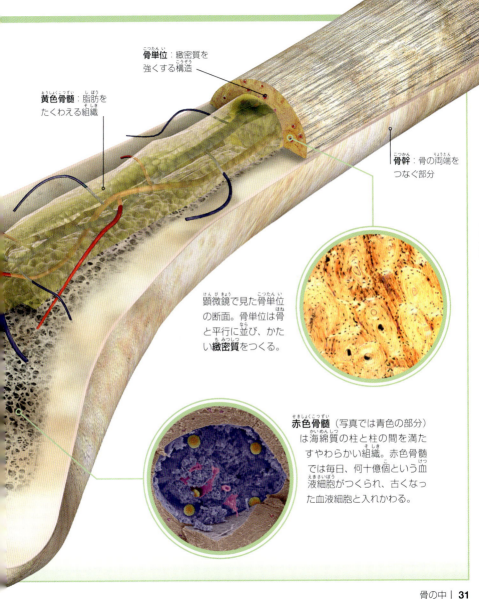

骨の種類 ほねの しゅるい

骨にはそれぞれのはたらきがあり、骨の形や大きさははたらきによってちがいます。骨の形は5種類（長骨、短骨、不規則形骨、扁平骨、種子骨）に分けられます。

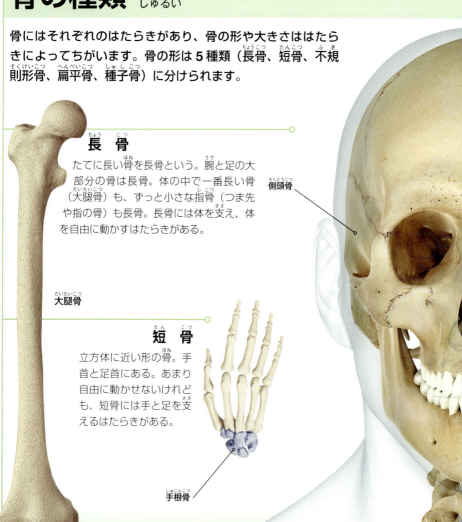

長骨 ちょうこつ

たてに長い骨を長骨という。腕と足の大部分の骨は長骨。体の中で一番長い骨（大腿骨）も、ずっと小さな指骨（つま先や指の骨）も長骨。長骨には体を支え、体を自由に動かすはたらきがある。

大腿骨 だいたいこつ

側頭骨 そくとうこつ

短骨 たんこつ

立方体に近い形の骨。手首と足首にある。あまり自由に動かせないけれども、短骨には手と足を支えるはたらきがある。

手根骨 しゅこんこつ

前頭骨
ぜんとうこつ

扁平骨
へんぺいこつ

平らで薄く、多くは曲がっている。だいじな器官を守るはたらきがある。側頭骨、前頭骨など脳のまわりの骨、肋骨、肩甲骨、胸骨、骨盤なども扁平骨。

不規則形骨
ふきそくけいこつ

複雑な形の骨。積み重なって背骨をつくる26個の椎骨は不規則形骨。背骨には上半身を支えたり曲げたり、さらに脊髄を守るはたらきもある。

椎骨
ついこつ

脊髄
せきずい

背骨
せぼね

種子骨
しゅしこつ

ごま粒のような形の骨。ももの筋肉と脛骨をつなぐ腱の中にある膝蓋骨（膝小僧）は種子骨。膝蓋骨には筋肉のひっぱる力をふやし、膝関節を守るはたらきがある。

膝蓋骨
しつがいこつ

骨折 こっせつ

骨はじょうぶですが強い力が加われば折れたり、ひびが入ったりします。骨折をすると体はすぐに元にもどろうとしはじめます。すっかり元どおりに治すには体の力だけにまかせず、病院で治療を受ける必要があります。

骨が治るまで

折れた骨が元にもどっていくようすを下の図に示す。骨折すると体は流れ出る血を真っ先にとめる。その後、数日から数週間かけて新しい組織をつくり、骨と骨をつないでいく。数か月もすると骨は完全にくっつく。

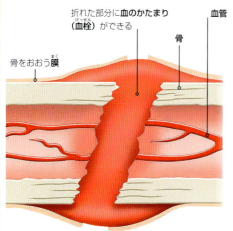

最初の反応
破れた血管から出てきた血がゼリーのようなかたまりをつくる。血管をふさぐので傷口に血が流れこまなくなる。

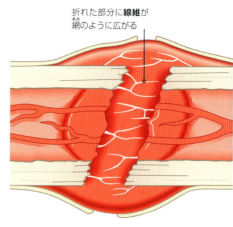

3日後
修復を助ける細胞（線維芽細胞）が傷口に移動しコラーゲン（骨をつくるタンパク質）の線維をつくる。コラーゲン線維は骨の端と端をつないでいく。

手当て

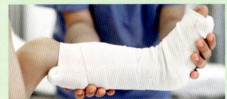

折れた骨をきちんと合わせておくと元どおりに治る。固定するためにかたい**ギプス**がよく使われる。

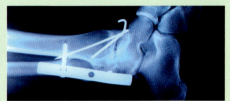

ひどい骨折の場合はピンでしっかりとめる。上のＸ線写真では足首のすぐ上の骨がピンで固定されている。

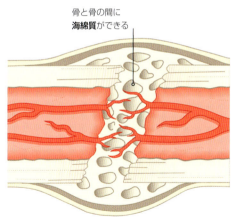

骨と骨の間に**海綿質**ができる

3週間後
骨をつくるいろいろな細胞が盛んに活動している。骨と骨の間に網状の海綿質がつくられる。これだけでは骨はまだ弱いのでギプスをつけるとよい。

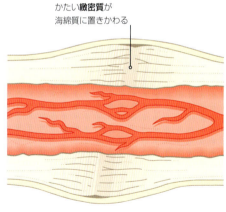

かたい**緻密質**が海綿質に置きかわる

3か月後
血管がつながる。骨幹は緻密質におおわれほぼ元の形にもどる。

関節のはたらき

骨と骨のつながっている部分を連結といいます。連結には、骨が動きやすい指や膝などの可動性の連結（滑膜に包まれた関節）と、骨どうしがしっかり固定され、あまり動かない不動性の連結とがあります。大部分の連結は可動性です。

自由に動く関節

関節のつくり（右の図）を見ると関節の動くしくみがよくわかる。骨端は軟骨におおわれ、骨端と骨端の間は滑液で満たされている。なめらかな表面の軟骨と、潤滑油の役割をはたす滑液のおかげで関節は楽に動く。関節はじょうぶな関節包に包まれつなぎとめられている。

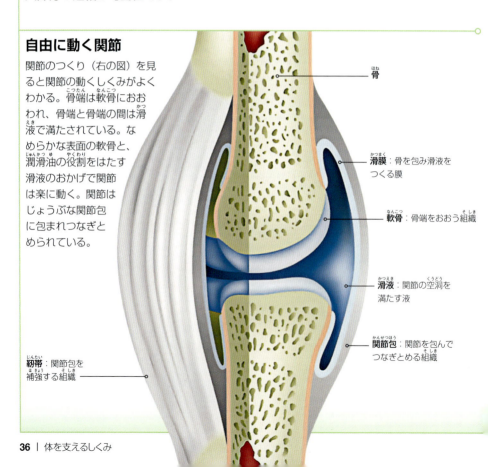

- 骨
- 滑膜：骨を包み滑液をつくる膜
- 軟骨：骨端をおおう組織
- 滑液：関節の空洞を満たす液
- 関節包：関節を包んでつなぎとめる組織
- 靭帯：関節包を補強する組織

つなぎとめる

関節の多くは靭帯というじょうぶなひものような組織でつなぎとめられている。とても強いコラーゲン線維でつくられている靭帯は関節を動かすと同時に骨をしっかりつなぐ役割もはたす。

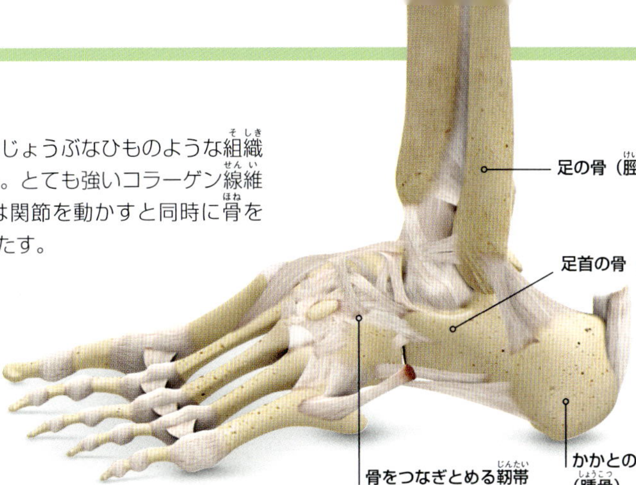

足の骨（脛骨）

足首の骨（距骨）

骨をつなぎとめる靭帯

かかとの骨（踵骨）

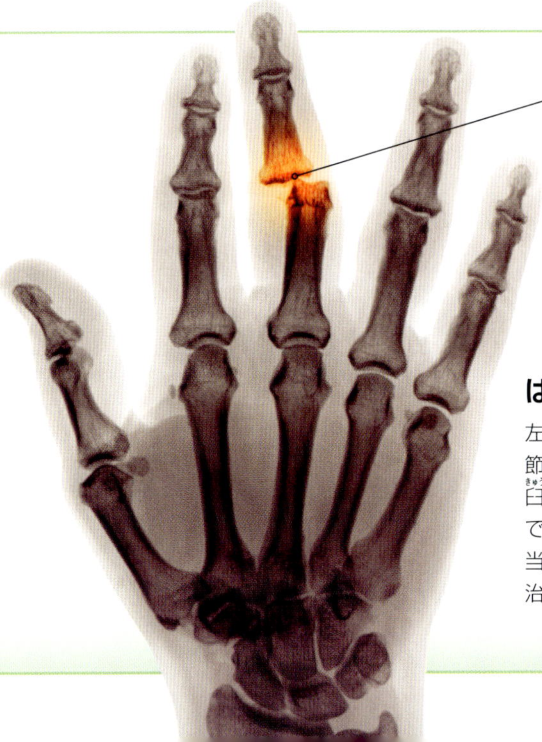

脱臼した関節

はずれた関節

左のX線写真にうつっている指の骨は関節がはずれている。このような状態を脱臼という。突然強くぶつけたり、強い力でひっぱったりすると起こる。病院で手当てを受け、骨を正しい位置にもどすと治る。

関節のはたらき | 37

関節の種類

骨格には 400 個以上の連結部分があります。連結には、動かすことのできる連結（可動性の連結）つまり関節と、しっかり固定され、ほとんど動かせない連結（不動性の連結）があります。ほとんどの連結部分は可動連結（関節）です。

関　節

関節は 6 種類に分けられ、それぞれ骨を動かせる範囲がちがう。右の図では動かせる範囲を矢印で表す。骨の動く範囲は関節での骨のつながり方によって決まる。たとえば球関節で骨盤とつながっている足はほとんどの方向に動かすことができる。

鞍関節：親指をいろいろな方向に動かしたり、ほかの指にさわらせたりする関節。

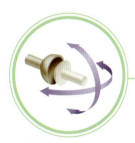

楕円関節：指や手首にあり、上下、左右の動きを可能にする関節。

動かせない連結

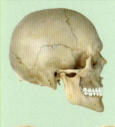

頭蓋骨は 23 個の骨でできている。あごの骨以外の 22 個は不動性の連結でしっかり固定されている。

半関節

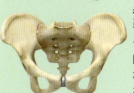

脊椎と脊椎の間の関節や、腰の骨の関節（左図）はほとんど動かせない。このような関節を半関節という。

車軸関節：背骨の一番上にあり、頭の左右の動きを可能にする関節。

球関節：腰と肩にあり、ほとんどの向きに動かせる関節。

蝶番関節：膝と肘にあり、足と腕の曲げ伸ばしを可能にする関節。

平面関節：手首や足首の骨など骨端の平坦な短い骨と骨の間にある。わずかな動きを可能にする関節。

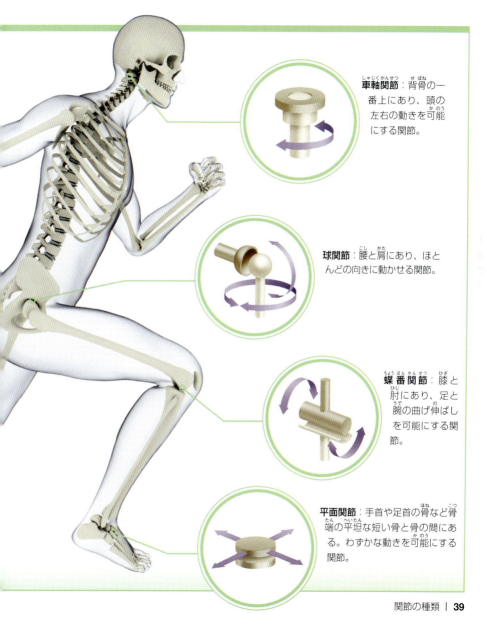

関節の種類 | 39

筋肉と動き きんにくとうごき

筋肉がないと体を動かすことはできません。筋肉をつくる細胞には縮む（短くなる）ことによってひっぱるという特別な性質があります。ボールをけったり、かゆいところをかいたりといろいろな動きができるのは、骨格筋が縮んで骨をひっぱり、いくつもの動きを可能にしているからです。

骨格筋

骨格筋は骨にしっかり結びつき、脳から指令を受けると縮んで骨を動かす。骨格筋は体の部位によって大きさも力の強さもさまざまである。一番大きな骨格筋は大殿筋。歩いたり走ったり飛んだりするときにもももを後ろに引く強力な筋肉だ。指の筋肉は正確で小さな動きを可能にするのでページをめくる動作ができる。骨格筋には体を動かすだけでなく、体をまっすぐ支えるはたらきもある。

大殿筋：足を背側に引き上げる筋肉

アキレス腱：ふくらはぎの筋肉とかかとの骨をつなぐ組織

大腿四頭筋：膝をまっすぐ伸ばす筋肉

ふくらはぎの筋肉（腓腹筋）：つま先を伸ばす筋肉

体には約 400 個の骨格筋がある。体重のほぼ半分は筋肉だ。

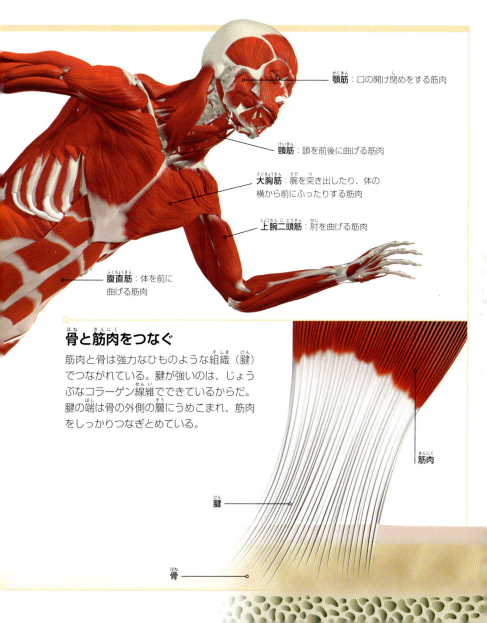

顎筋（がくきん）：口の開け閉めをする筋肉

頸筋（けいきん）：頭を前後に曲げる筋肉

大胸筋（だいきょうきん）：腕を突き出したり、体の横から前にふったりする筋肉

上腕二頭筋（じょうわんにとうきん）：肘を曲げる筋肉

腹直筋（ふくちょくきん）：体を前に曲げる筋肉

骨と筋肉をつなぐ

筋肉と骨は強力なひものような組織（腱）でつながれている。腱が強いのは、じょうぶなコラーゲン線維でできているからだ。腱の端は骨の外側の層にうめこまれ、筋肉をしっかりつなぎとめている。

筋肉

腱

骨

筋肉の種類 きんにくのしゅるい

筋肉には骨格筋、平滑筋、心筋の3種類があります。骨格筋は骨をひっぱって体にいろいろな動きをさせる筋肉です。心筋には心臓から血液を送り出すはたらきがあります。平滑筋は内臓に多く、たとえば消化器官で食べ物を送ったり、膀胱から尿を出したりするはたらきをします。

体を動かす

骨にくっついている骨格筋は意識して動かすことができる。したいと思った動きに合わせて筋肉が縮むように、脳から指示が出る。

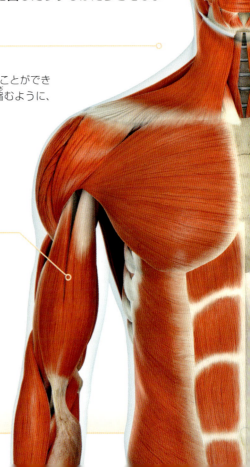

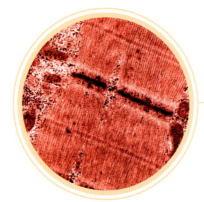

骨格筋線維を顕微鏡で見るとしま模様が現れる。フィラメントという構造がつくる模様だ。筋肉はフィラメントのはたらきで縮む。

心臓を動かす

心臓の壁は心筋でできている。心筋は1日に約10万回、自動的に縮んで心臓を動かす。運動をしたり休んだりするときも脳が自動的に心筋に指示を出して縮む速度を上げたり落としたりする。

心筋ではからみ合った線維が枝分れして網のように広がっている。網目状の線維を伝って送られてくる信号によって心筋は縮み、心臓が拍動する。

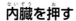

内臓を押す

平滑筋は中が空洞の器官の壁をつくり、意志と関係なくはたらく。平滑筋が縮むことによって胃や膀胱などの器官は押しつぶされ、内容物を外に出す。目の虹彩の平滑筋は瞳孔の大きさを調節する。

平滑筋の短い線維は中が空洞の器官の壁に薄く広がる。顕微鏡写真で見える黒い点は線維の核。

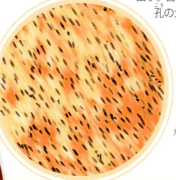

筋肉のつくり きんにくのつくり

骨格筋はとても順序だってつくられています（下の分解図）。脳からの指示を受けると1本1本の骨格筋線維が縮み、筋肉全体でひっぱる力を発揮します。

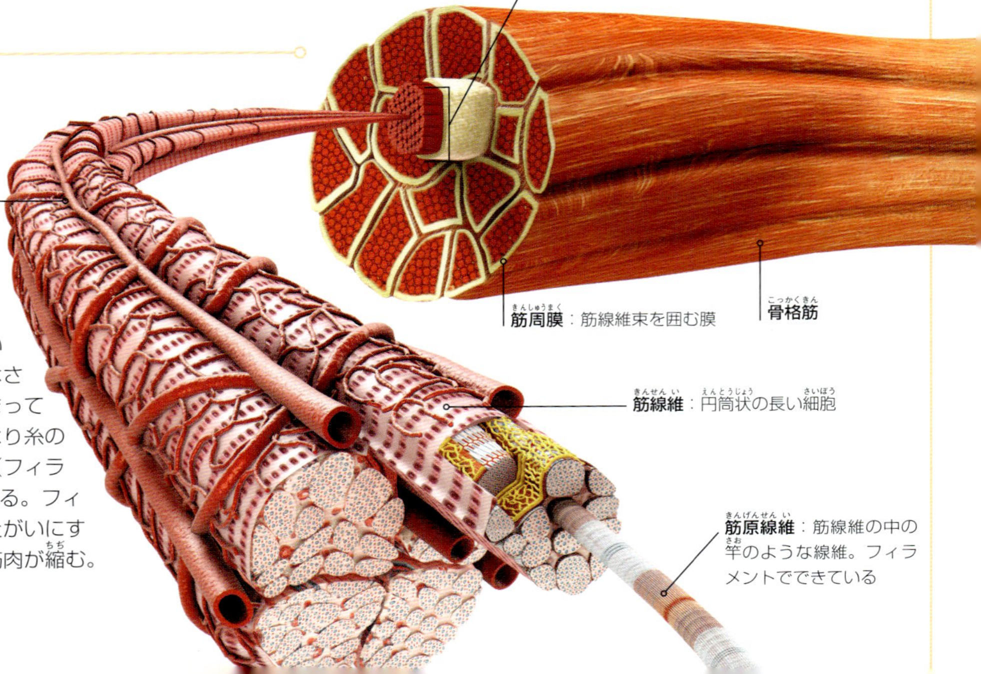

筋肉のつくり

筋肉は筋線維の束の集まりでできている。筋線維の中にはさらに筋原線維がつまっている。筋原線維はより糸のようなタンパク質（フィラメント）でできている。フィラメントどうしがたがいにすべるように動くと筋肉が縮む。

筋線維束

筋線維に燃料と酸素を届ける血管

骨格筋

筋周膜：筋線維束を囲む膜

筋線維：円筒状の長い細胞

筋原線維：筋線維の中の糸のような線維。フィラメントでできている

44 ｜ 体を支えるしくみ

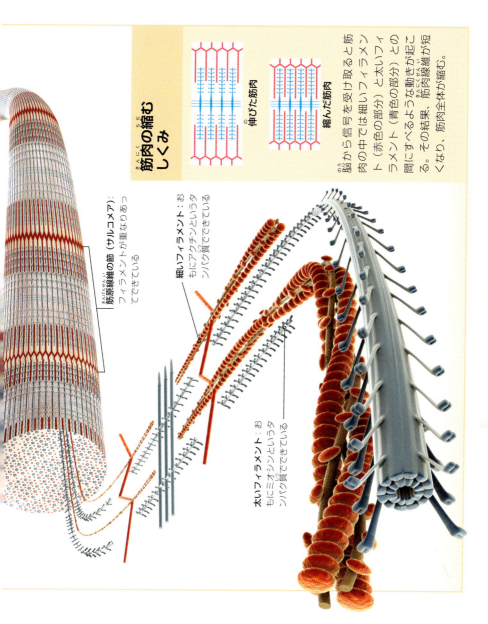

筋肉の縮むしくみ

伸びた筋肉

縮んだ筋肉

脳から信号を受け取ると筋肉の中では細いフィラメント（赤色の部分）と太いフィラメント（青色の部分）との間にすべるような動きが起こる。その結果、筋肉線維が短くなり、筋肉全体が縮む。

筋原線維の節（サルコメア）：フィラメントが重なりあってできている

細いフィラメント：おもにアクチンというタンパク質でできている

太いフィラメント：おもにミオシンというタンパク質でできている

眼球を動かす筋肉の反応は
ほかの筋肉よりも速い。
わずか0.01秒で縮む

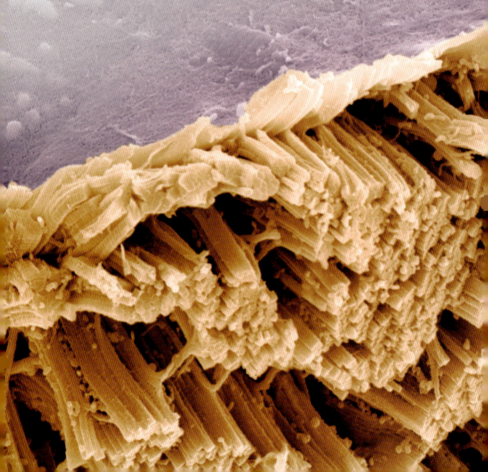

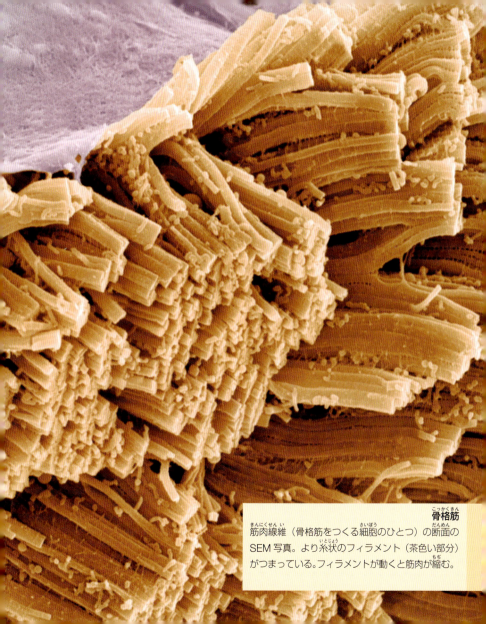

骨格筋

筋肉線維（骨格筋をつくる細胞のひとつ）の断面のSEM写真。より糸状のフィラメント（茶色い部分）がつまっている。フィラメントが動くと筋肉が縮む。

筋肉のはたらき きんにくのはたらき

骨格筋は脳から指令を受け取るとエネルギーを使って縮み（短くなり）、骨をひっぱります。縮み終えると伸びて、元の長さにもどります。顔の筋肉は皮ふを強く引いていろいろな表情をつくりだします。

反対のはたらき

筋肉は引くことはできるが、押すことはできない。このため反対のはたらきをする筋肉が対になって並んでいる。たとえば上腕には腕を上げる上腕二頭筋と、腕を伸ばす上腕三頭筋がついている。

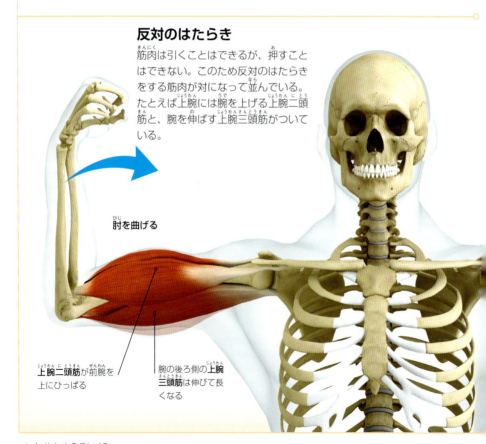

肘を曲げる

上腕二頭筋が前腕を上にひっぱる

腕の後ろ側の上腕三頭筋は伸びて長くなる

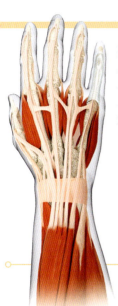

指を動かす筋肉

指を動かす筋肉は前腕にあり、手首を通る長い腱で指とつながる。手のひらと同じ側の前腕の筋肉は指を曲げる。手の甲と同じ側の前腕の筋肉は指をまっすぐ伸ばす。

顔の表情

顔の表情は、皮ふをひっぱる30以上の小さな筋肉でつくられる。

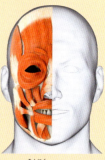

笑うとき、筋肉は口の角を上向き、外側に引き、上くちびるを持ち上げる。

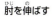

肘を伸ばす

上腕三頭筋が縮み、前腕を下へひっぱる

上腕二頭筋が伸びて長くなる

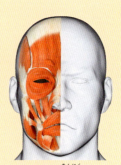

悲しいとき、筋肉は口の角を下げ、額にしわを寄せる。

筋肉のはたらき | 49

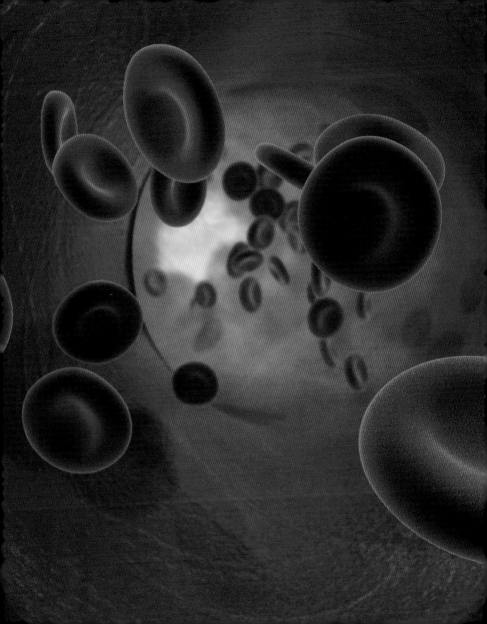

血液と リンパ
けつえきとリンパ

細胞はまわりの環境が整ってはじめてよいはたらきをします。細胞のまわりの環境を整えるのは血管系、リンパ系、泌尿器系のしごとです。血管系は栄養と酸素を細胞に届け、細胞から老廃物を取り除き、細胞のまわりを一定の温度に保ちます。組織からしみ出した余分な体液の流れこむリンパ系には血管系といっしょに病原体を殺すはたらきがあります。泌尿器系は血液から老廃物を取り除き、尿にして体の外に出します。

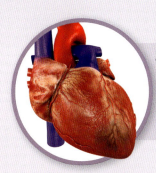

心臓 心臓は1日に10万回拍動して、全身にはりめぐらされた血管網に血液を押し出す。体中の血管を伸ばしてつなぐと地球を3周する。

血管系 けっかんけい

体の中の数十兆個の細胞には栄養と酸素が絶えず必要です。細胞に栄養と酸素を届けるのは、心臓と全身にはりめぐらされた血管からなる血管系のしごとです。

輸送網

血管は頭からつま先まで体中に血液を運ぶ。動脈（赤色の部分）は血液を心臓から運び出し、静脈（青色の部分）は血液を心臓にもどす。動脈と静脈は毛細血管でつながっている（毛細血管はとても細かいので図には書きこんでいない）。

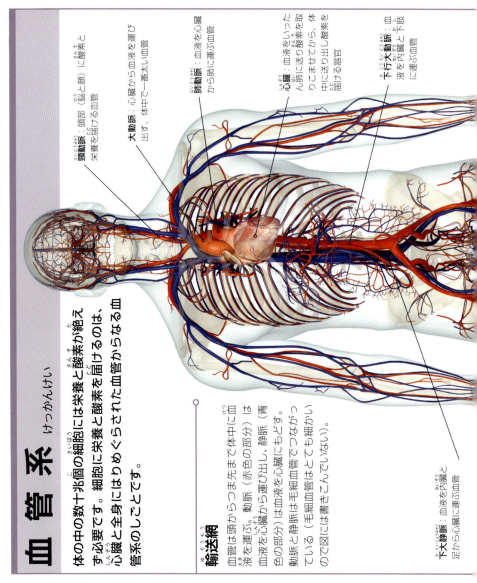

頸動脈：頭部（脳と顔）に酸素と栄養を届ける血管

大動脈：心臓から一番太い血管が出ず、体中へ栄養を届ける

肺動脈：血液を心臓から肺に運ぶ血管

心臓：血液をいったん肺に送り酸素を取りこませてから、体中に送り出し酸素を届ける器官

下行大動脈：血液を心臓から下肢に運ぶ血管

下大静脈：血液を足から心臓に運ぶ血管

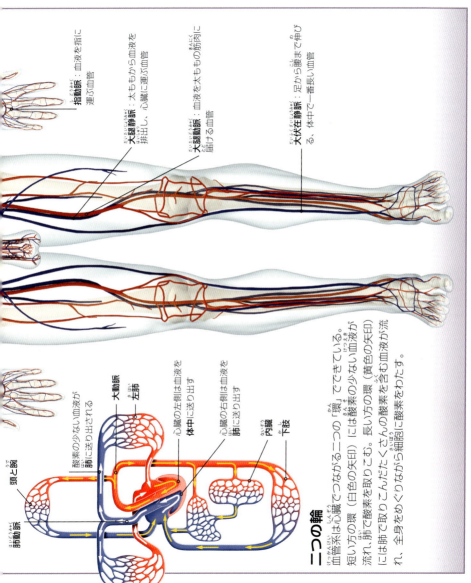

指動脈：血液を指に運ぶ血管

大腿静脈：太ももから血液を排出し、心臓に運ぶ血管

大腿動脈：血液を太ももの筋肉に届ける血管

大伏在静脈：足から腰まで伸びる、体中で一番長い血管

二つの環

血管系は心臓でつながる二つの「環」でできている。短い方の環（白色の矢印）には酸素の少ない血液が流れ、肺で酸素を取りこむ。長い方の環（黄色の矢印）にはガで取りこんだたくさんの酸素を含む血液が流れ、全身をめぐりながら細胞に酸素をわたす。

- 酸素の少ない血液を肺に送り出される
- 大動脈
- 左肺
- 心臓の左側は血液を体中に送り出す
- 心臓の右側は血液を肺に送り出す
- 肺動脈
- 頭と腕
- 内臓
- 下肢

血 管

血管には動脈、静脈、毛細血管の3種類があります。動脈は心臓から血液を運び出す血管、静脈は血液を心臓にもどす血管。毛細血管は組織に血液を運ぶ血管です。動脈と静脈は毛細血管でつながっています。体中の血管をつなぐとおよそ10万kmになります。

つながる毛細血管

全身に広がる毛細血管は組織に入りこんで細胞に栄養と酸素を届ける。毛細血管は細い動脈から枝分かれして網の目のように広がり、また一つに集まって細い静脈となる。

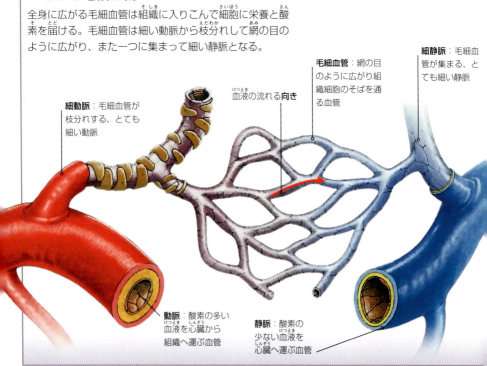

細動脈：毛細血管が枝分かれする、とても細い動脈

血液の流れる**向き**

毛細血管：網の目のように広がり組織細胞のそばを通る血管

細静脈：毛細血管が集まる、とても細い静脈

動脈：酸素の多い血液を心臓から組織へ運ぶ血管

静脈：酸素の少ない血液を心臓へ運ぶ血管

血管のつくり

動脈の壁は筋肉でできていて、厚い。心臓が送り出す血液の圧力にたえるためだ。毛細血管はとても細い。毛細血管を通って1個1個の細胞に必要な物質が届けられる。静脈は心臓にもどる圧力の低い血液が流れるので壁は薄い。

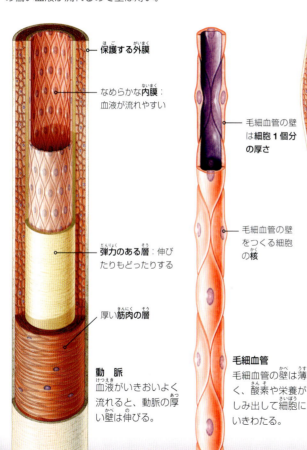

- **保護する外膜**
- なめらかな**内膜**：血液が流れやすい
- **弾力のある層**：伸びたりもどったりする
- 厚い**筋肉の層**

動脈
血液がいきおいよく流れると、動脈の厚い壁は伸びる。

- 毛細血管の壁は**細胞1個分の厚さ**
- 毛細血管の壁をつくる細胞の**核**

毛細血管
毛細血管の壁は薄く、酸素や栄養がしみ出して細胞にいきわたる。

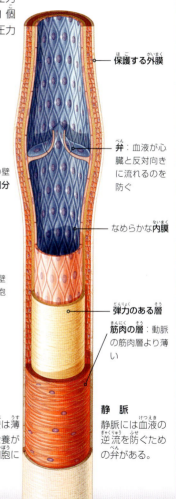

- **保護する外膜**
- **弁**：血液が心臓と反対向きに流れるのを防ぐ
- なめらかな**内膜**
- **弾力のある層**
- **筋肉の層**：動脈の筋肉層より薄い

静脈
静脈には血液の逆流を防ぐための弁がある。

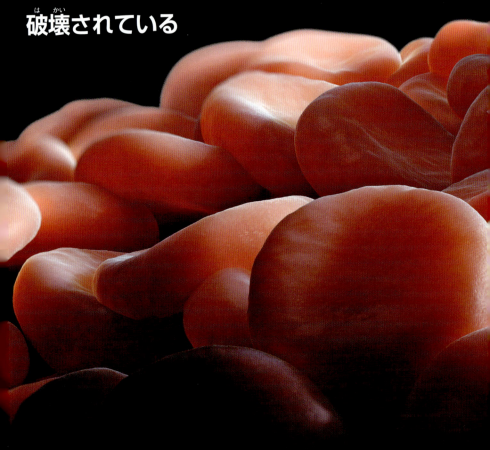

1秒間に**200万個**の赤血球がつくられ、同時に200万個の古くなった赤血球が破壊されている

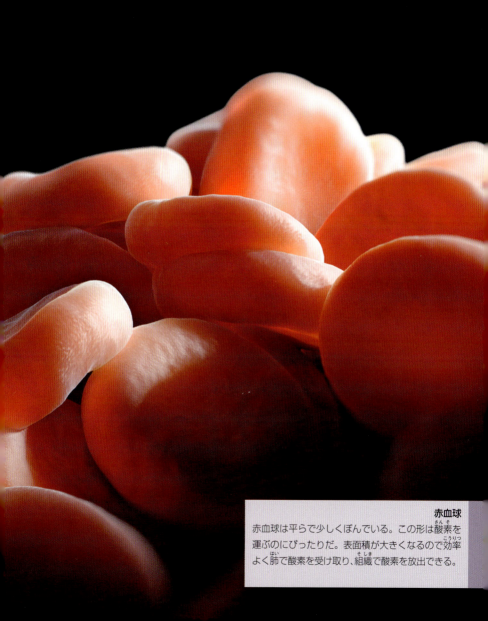

赤血球
赤血球は平らで少しくぼんでいる。この形は酸素を運ぶのにぴったりだ。表面積が大きくなるので効率よく肺で酸素を受け取り、組織で酸素を放出できる。

心　　　臓 しんぞう

心臓は循環器系の中で発電所のような
はたらきをします。1分間に約70回拍
動して血液を体中に送り出します。心
臓はいくら動いてもつかれない筋肉
（心筋）でできています。

上大静脈：血液を
右心房へ運ぶ血管

心臓のつくり

心臓は右と左に分かれ、それぞれに二つ
の部屋（心房と心室）がある。右側は血
液を肺に送り出し、左側は体に送り出
す。四か所に弁があり、血液が反対方向
に流れるのを防ぐ。

右心房

三尖弁：心房と
心室の間の弁

心房と心室の間にある
弁は細いひものような
腱で心室とつながっ
ている。心臓が拍動
するたびに強風にあ
おられた傘のように、
弁がひっくり返らない
ようにするためだ。

右心室

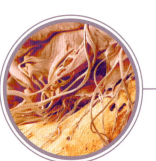

下大静脈：下半身の血液を
右心房へ運ぶ血管

心臓に栄養を送る

心臓の壁をつくる心筋細胞には栄養と酸素を絶えず補給しなければならない。休むことなく収縮して動き続けるにはエネルギーが必要だからだ。心筋細胞は、心臓の壁を取り囲む冠動脈から栄養と酸素をつねに取りこんでいる。

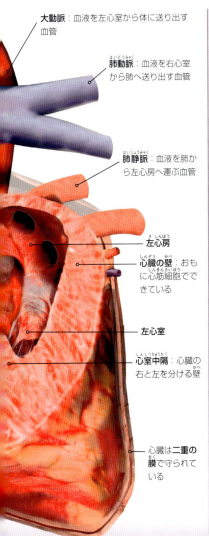

大動脈：血液を左心室から体に送り出す血管

肺動脈：血液を右心室から肺へ送り出す血管

肺静脈：血液を肺から左心房へ運ぶ血管

左心房

心臓の壁：おもに心筋細胞でできている

左心室

心室中隔：心臓の右と左を分ける壁

心臓は二重の膜で守られている

赤色が冠動脈（特殊なX線写真）

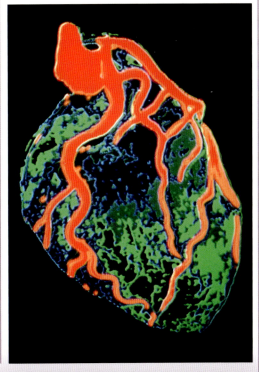

心臓の動き しんぞうのうごき

心臓の大きさはげんこつくらいです。心臓は右側と左側に分かれ、それぞれが同時に血液を肺と全身へ押し出すポンプのようなはたらきをする器官です。心臓は一生の間におおよそ25億回、休むことなく拍動します。

心臓の拍動

心臓の拍動には三つの段階がある。血液が心房（上の小さな部屋）に流れこむ第1段階。血液が心室（下の部屋）に押し出される第2段階。血液が心臓の外に押し出される第3段階。血液の逆流を防ぐための弁が四か所にある。

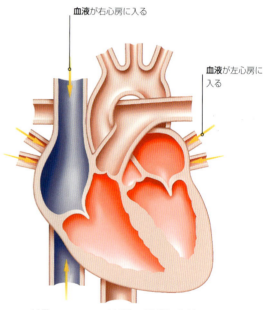

血液が右心房に入る

血液が左心房に入る

心臓がふくらんで右心房と左心房に血液が流れこむ。右心房へ入る血液は酸素が少なく、左心房へ入る血液は酸素が多い。

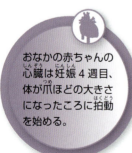

おなかの赤ちゃんの心臓は妊娠4週目、体が爪ほどの大きさになったころに拍動を始める。

60 ｜ 血液とリンパ

心臓の音を聞く

聴診器を使って心臓の音を聞くと心臓の弁の状態がわかる。心臓の「どっくん」という音の「どっ」は心房と心室の間の弁が閉じるときの大きな音、「くん」は半月弁がさっと閉じるときの短くて鋭い音。

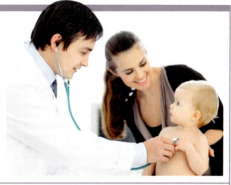

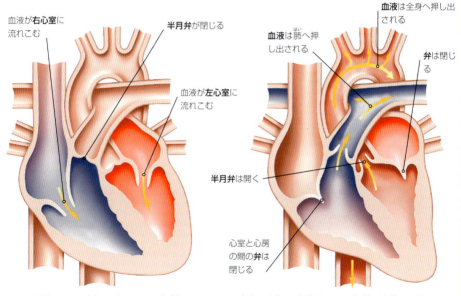

血液が**右心室**に流れこむ

半月弁が閉じる

血液が**左心室**に流れこむ

血液は全身へ押し出される

血液は肺へ押し出される

弁は閉じる

半月弁は開く

心室と心房の間の**弁**は閉じる

二つの心房が同時に縮み、弁が開いて血液は心室に押し出される。血液の逆流を防ぐため半月弁は閉じたまま。

心室が縮むと半月弁が開き血液は心臓から押し出される。心房と心室の間の弁は逆流を防ぐため閉じる。

血液の正体 けつえきの しょうたい

血液は血しょう（液体）と、血しょうに浮く数十兆個の細胞とでできています。心臓から押し出された血液は栄養や酸素など必要な物質を体中に届けます。また血液は熱を運んだり、病原体から体を守るはたらきもします。

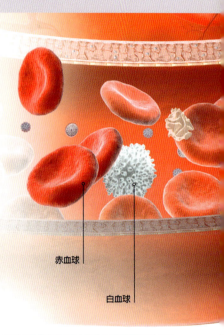

血液の中の細胞

血液のおもな細胞は赤血球、白血球、血小板の3種類。赤血球は体中の細胞の3分の1を占め、肺から組織へ酸素を運ぶ。白血球は病原体を殺す。血小板は血のかたまりをつくって傷口をふさぐ。

赤血球

白血球

血液の成分

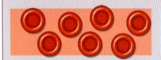

赤血球：ヘモグロビン（酸素をくっつけたり放したりするタンパク質）がつまっている。血液の赤色は赤血球の色。

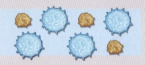

白血球と血小板：どちらも体を守るはたらきがある。白血球は体に入った病原体とたたかう。血小板は傷口をふさいで出血をとめる。

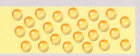

血しょう：90％が水、残りの10％には栄養素、老廃物、ホルモンなど約100種類の物質が含まれる。

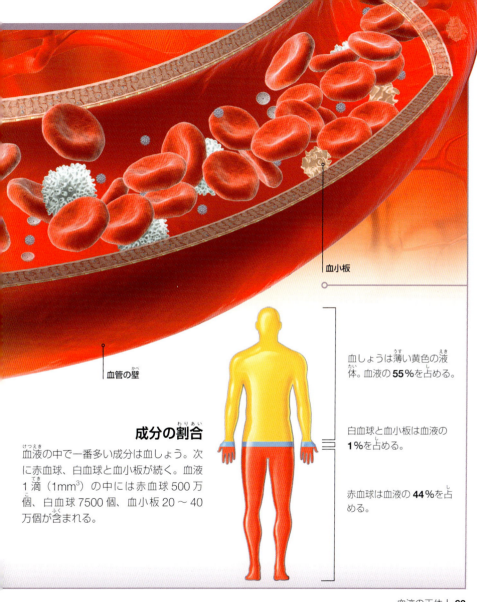

血小板

血管の壁

成分の割合

血液の中で一番多い成分は血しょう。次に赤血球、白血球と血小板が続く。血液1滴（1mm³）の中には赤血球500万個、白血球7500個、血小板20〜40万個が含まれる。

血しょうは薄い黄色の液体。血液の**55％**を占める。

白血球と血小板は血液の**1％**を占める。

赤血球は血液の**44％**を占める。

傷の治り方 きずの なおりかた

けがをして血管が破れると体はすぐに傷を治す準備をはじめます。
血液はねばねばになって傷口をふさぎ、病原体が体に入りこむのを
防ぎます。続いて血のかたまりが傷口をしっかりおおい、その下で
傷を元にもどしていきます。

傷を治す

皮ふを傷ついたままにしておくと危険だ。出血や感染を防ぐために3種類の血液細胞が活動を始める。

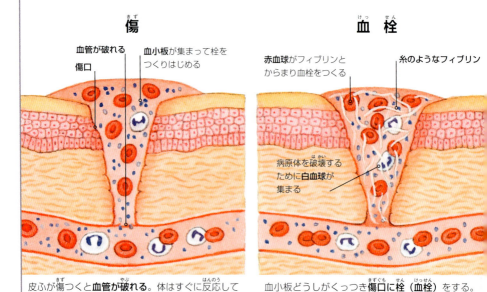

傷

- 血管が破れる
- 傷口
- 血小板が集まって栓をつくりはじめる

皮ふが傷つくと**血管が破れる**。体はすぐに反応して出血をとめ、病原体とたたかう準備に入る。

血栓

- 赤血球がフィブリンとからまり血栓をつくる
- 糸のようなフィブリン
- 病原体を破壊するために白血球が集まる

血小板どうしがくっつき**傷口に栓（血栓）**をする。血栓を中心に血小板はかたまりはじめる。

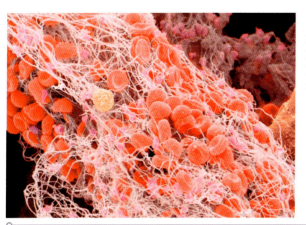

フィブリン

左の走査型電子顕微鏡写真はできたばかりの血餅。糸状のフィブリンが、魚をとる網のように赤血球にしっかりからみついている。

血のかたまり（血餅）

血のかたまりが縮む
傷がふさがる

血餅（かたまった血）の中では**フィブリンが縮んで**傷口の端をひっぱるので、傷口はそれ以上広がらない。

かさぶた

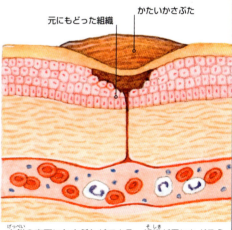

元にもどった組織
かたいかさぶた

血餅の表面に **かさぶた** ができる。組織が元にもどろうとしている間、かたいかさぶたが傷を保護する。

傷の治り方 | 65

病気とのたたかい

体のまわりには病気を起こすノバしな細菌やウイルスなどの病原体がたくさんいます。体の外側では皮ふがバリアをつくり、内側では免疫系がはたらいて病原体の侵入や増殖を防ぎ、体を守っています。

体のバリア

体の中には感染を防ぐためのしくみがいくつも備わっている。中が空洞の器官の壁は、組織への病原体の侵入を防ぐ細胞ですき間なくびっしりとおおわれる。粘液、だ液などの体液には病原体をとらえたり殺したりする特殊なはたらきがある。

涙：細菌を洗い流す。

だ液腺：殺菌作用のある酵素を含むだ液を分泌する

気管：病原体をとらえるねばねばした粘液でおおわれる

胃：食べ物といっしょに飲みこんだ病原体を殺す胃酸を分泌する

小腸：胃酸を逃れた細菌を破壊する酵素を分泌する

66 | 血液とリンパ

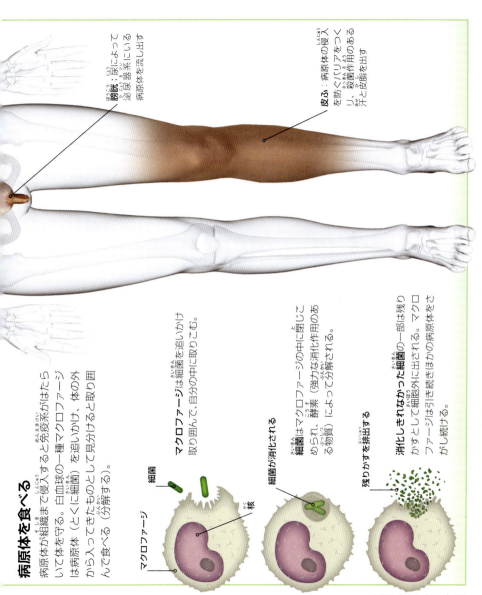

膀胱：尿によって泌尿器系にいる病原体を流し出す

皮ふ：病原体の侵入を防ぐバリアをつくり、殺菌作用のある汗と皮脂を出す

病原体を食べる

病原体が組織まで侵入すると免疫系がはたらいて体を守る。白血球の一種マクロファージは病原体（とくに細菌）を追いかけ、体の外からはいってきたものとして見分けると取り囲んで食べる（分解する）。

マクロファージは細菌を追いかけ取り囲んで、自分の中に取りこむ。

細菌が消化される
細菌はマクロファージの中に閉じこめられ、酵素（強力な消化作用のある物質）によって分解される。

残りかすを排出する

消化されなかった細菌の一部は残りかすとして細胞外に出される。マクロファージはひき続きほかの病原体をさがし続ける。

マクロファージ
細菌
核

病気とのたたかい | 67

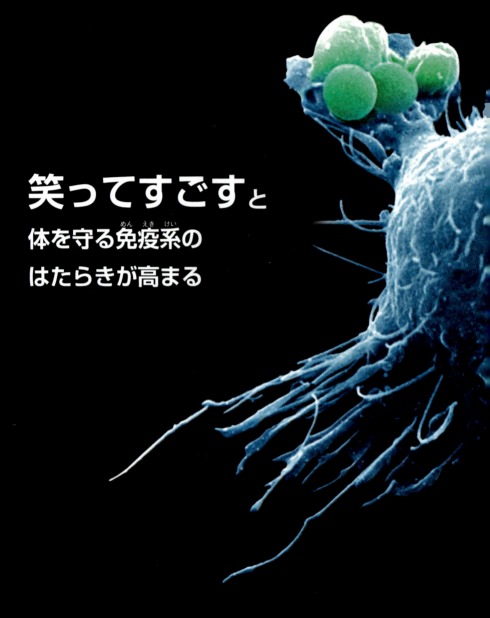

笑ってすごすと
体を守る免疫系の
はたらきが高まる

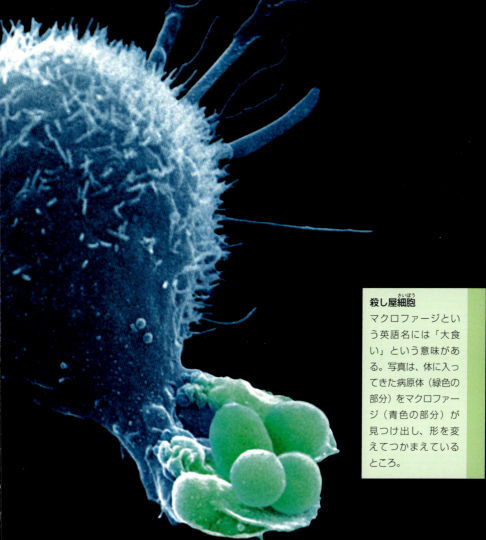

殺し屋細胞

マクロファージという英語名には「大食い」という意味がある。写真は、体に入ってきた病原体（緑色の部分）をマクロファージ（青色の部分）が見つけ出し、形を変えてつかまえているところ。

リンパの流れ

血液が組織の中を流れていくと液体成分が残ります。その液体は組織からリンパ管へとしみ出し、リンパとなって体をめぐり循環器系へもどります。リンパ管を流れるリンパは途中でろ過され、ここでも病原体が取り除かれます。

リンパ系

リンパ管（右図の紫色の部分）は全身にはりめぐらされている。組織からしみ出た体液は毛細リンパ管から太いリンパ管へ入り、胸にある2本の太い管から血流に流れこむ。リンパ系はリンパ管と、こぶのようなリンパ節と、扁桃腺や脾臓などの臓器からできている。

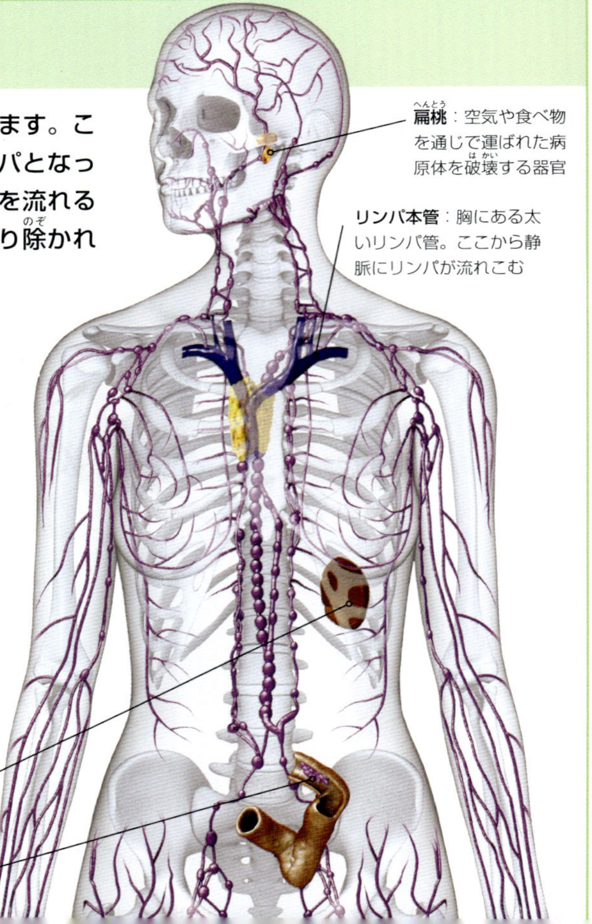

ひ臓：病原体とたたかう免疫系細胞を含む。リンパ系で一番大きな器官

小腸のリンパ組織：食べ物といっしょに体内に入った病原体とたたかう

扁桃：空気や食べ物を通じて運ばれた病原体を破壊する器官

リンパ本管：いちばん太いリンパ管。ここから静脈にリンパが流れこむ

70 ｜ 血液とリンパ

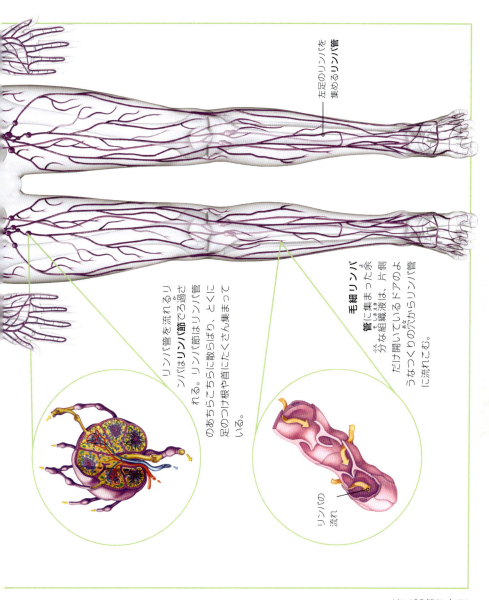

左足のリンパを集めるリンパ管

毛細リンパ管に集まった余分な組織液は、片側だけ開いているドアのような穴くりの穴からリンパ管に流れこむ。

リンパの流れ

リンパ管を流れるリンパはリンパ節でろ過される。リンパ節はリンパ管のあちらこちらに散らばり、とくに足のつけ根や首にたくさん集まっている。

血液のろ過 けつえきのろか

泌尿器系は血液をそうじする腎臓などの重要な器官の集まりです。腎臓では血液をろ過して、害のある物質やよけいな水分などを取り除き尿をつくります。きれいになった血液は血管にもどります。

泌尿器系

泌尿器系は膀胱、尿道、2個の腎臓、2本の尿管でできている。腎臓でつくられた尿は押し出され、尿管から膀胱に流れこむ。膀胱にたまった尿は尿道を通って体の外に排出される。

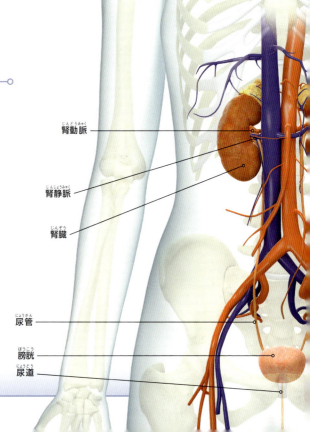

腎動脈

腎静脈

腎臓

尿管

膀胱

尿道

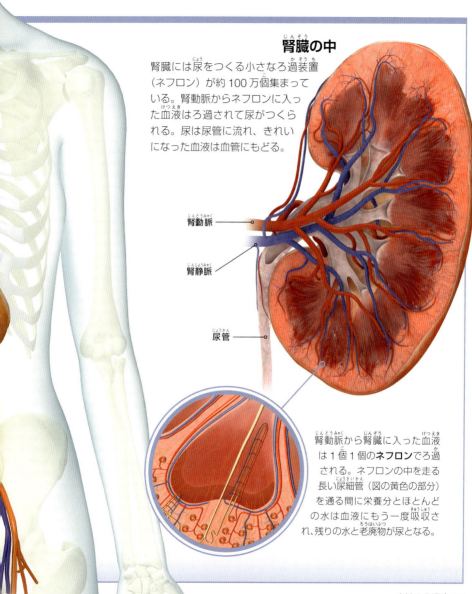

腎臓の中

腎臓には尿をつくる小さなろ過装置（ネフロン）が約100万個集まっている。腎動脈からネフロンに入った血液はろ過されて尿がつくられる。尿は尿管に流れ、きれいになった血液は血管にもどる。

腎動脈

腎静脈

尿管

腎動脈から腎臓に入った血液は1個1個の**ネフロン**でろ過される。ネフロンの中を走る長い尿細管（図の黄色の部分）を通る間に栄養分とほとんどの水は血液にもう一度吸収され、残りの水と老廃物が尿となる。

老廃物の除去 ろうはいぶつのじょきょ

腎臓では1日中、休むことなく尿がつくられています。尿は腎臓から膀胱に運ばれます。膀胱は伸び縮みする筋肉の袋です。膀胱に尿がたまると、体は尿を外に出したくなります。尿となって体から失われた水分は食べ物や飲み物で補われます。

ためて空にする

膀胱の出口はふだんは括約筋という筋肉で二重に閉じられている。膀胱に尿がたまると尿を出したくなる。そこでトイレに行くと括約筋がゆるみ、膀胱の筋肉の壁が縮んで尿がしぼり出される。

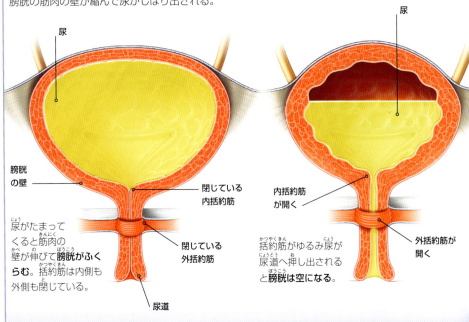

尿

膀胱の壁

閉じている内括約筋

閉じている外括約筋

尿がたまってくると筋肉の壁が伸びて**膀胱がふくらむ**。括約筋は内側も外側も閉じている。

尿道

尿

内括約筋が開く

外括約筋が開く

括約筋がゆるみ尿が尿道へ押し出されると**膀胱は空になる**。

尿とは？

尿の約94%は水、残りは体に必要のない老廃物。老廃物には尿素、肝臓で処理された体に必要のない物質、余分な塩分などが含まれる。

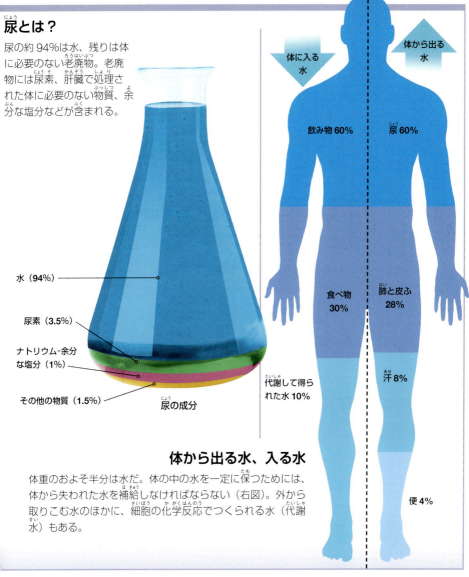

- 水（94%）
- 尿素（3.5%）
- ナトリウム-余分な塩分（1%）
- その他の物質（1.5%）

尿の成分

体に入る水
- 飲み物 60%
- 食べ物 30%
- 代謝して得られた水 10%

体から出る水
- 尿 60%
- 肺と皮ふ 28%
- 汗 8%
- 便 4%

体から出る水、入る水

体重のおよそ半分は水だ。体の中の水を一定に保つためには、体から失われた水を補給しなければならない（右図）。外から取りこむ水のほかに、細胞の化学反応でつくられる水（代謝水）もある。

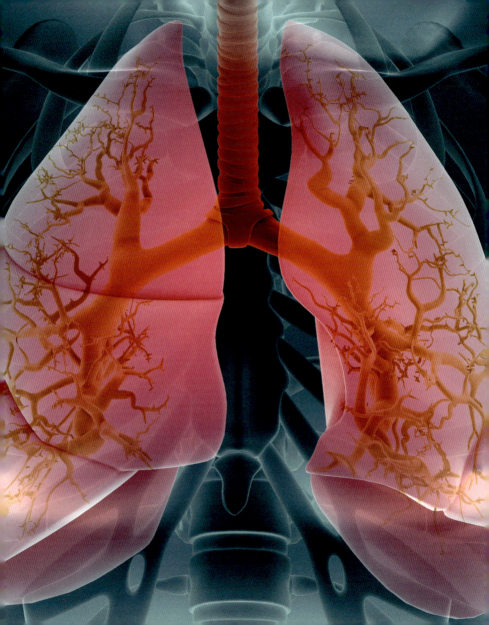

肺と呼吸 はいとこきゅう

わたしたちは空気中から酸素を取りこみ続けないと生きていけません。体の中で休むことなく活動している数十兆個の細胞が酸素を必要としているからです。酸素は、細胞が活動するエネルギーをつくりだします。このときエネルギーのほかに、体には必要のない二酸化炭素もつくります。酸素を体に取りこみ、二酸化炭素を体の外に出すために人間は肺で呼吸をするのです。

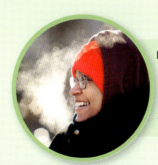

白い息　はき出す息には肺の水分が含まれる。寒い日に息をはくと細かい霧のように見える。その正体は肺からの水蒸気。

呼吸器系 こきゅうきけい

呼吸器系は2個の肺と、体から出たり入ったりする空気の通り道（気道）でできています。鼻の穴から始まる気道は肺の内側でいく本にも枝分かれし、どんどん細くなっていきます。

鼻の中に広がる空間を**鼻腔**という。吸った空気に含まれるほこりや病原体は鼻腔の粘液にくっつき、粘液といっしょに小さなせん毛によってのどへ送られ取り除かれる。

枝分かれする気道

鼻の穴から入った空気は鼻腔から気管へと流れていく。気管は肺の手前で2本の気管支に分かれる。気管支は肺の中でさらに枝分かれし細い気管支から細気管支になる。

左の胸には心臓があるため**右肺**は左肺よりも大きい

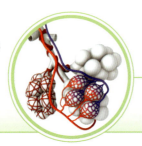

細気管支の先には**肺胞**（小さな空気の袋）がある。酸素は肺胞の壁を通りぬけて血液に入る。

気管の表面をおおうべとべとの粘液がほこり粒子をつかまえる。

枝のような気管支

肺の中に広がる枝分れした空気の通り道は気管支樹ともよばれる。上下逆にすると気管が幹、気管支が枝、細気管支が小枝に見える。

気管支は枝分れして細い細気管支になる

気管

細気管支

気管支

左肺

横隔膜：肺の下にある膜状の筋肉

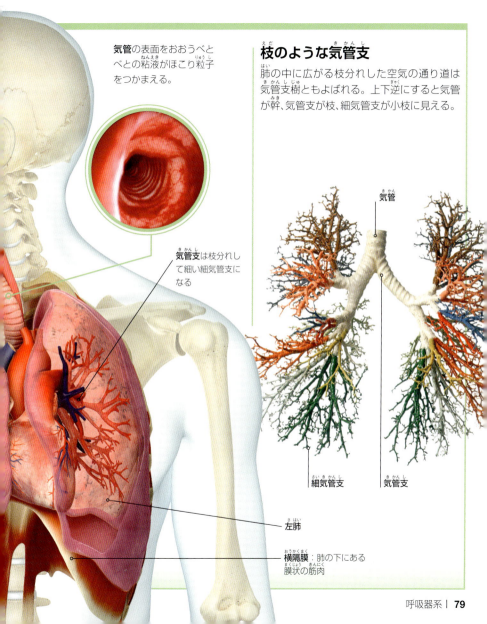

息の出入り

呼吸をすることで酸素が肺に取りこまれ、有毒な二酸化炭素が肺から取り除かれます。吸ったりはいたりする動きには横隔膜と、肋骨の間にある肋間筋が関係しています。

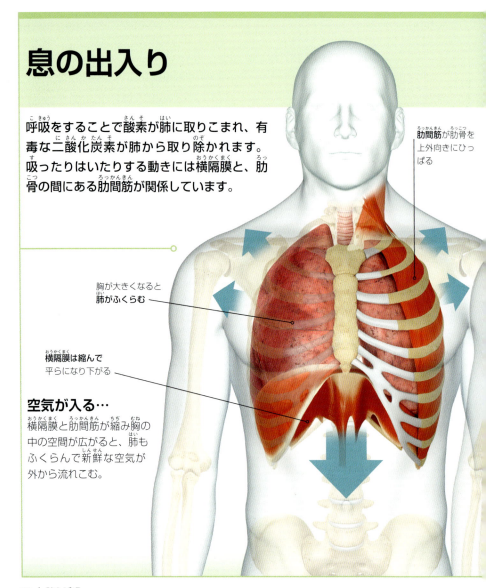

肋間筋が肋骨を上外向きにひっぱる

胸が大きくなると肺がふくらむ

横隔膜は縮んで平らになり下がる

空気が入る…

横隔膜と肋間筋が縮み胸の中の空間が広がると、肺もふくらんで新鮮な空気が外から流れこむ。

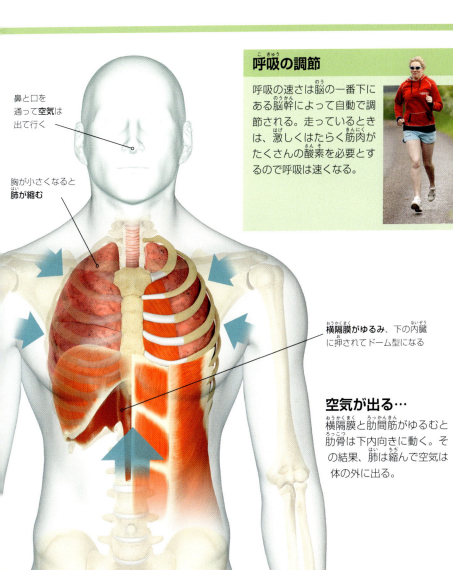

鼻と口を通って**空気**は出て行く

胸が小さくなると**肺が縮む**

横隔膜がゆるみ、下の内臓に押されてドーム型になる

呼吸の調節

呼吸の速さは脳の一番下にある脳幹によって自動で調節される。走っているときは、激しくはたらく筋肉がたくさんの酸素を必要とするので呼吸は速くなる。

空気が出る…

横隔膜と肋間筋がゆるむと肋骨は下内向きに動く。その結果、肺は縮んで空気は体の外に出る。

肺の中 はいのなか

肺の中で枝分かれした気管の先には小さな肺胞があります。肺胞の数は片方の肺で約3億個。この小さな袋を通して酸素や二酸化炭素が血管に出入りします。

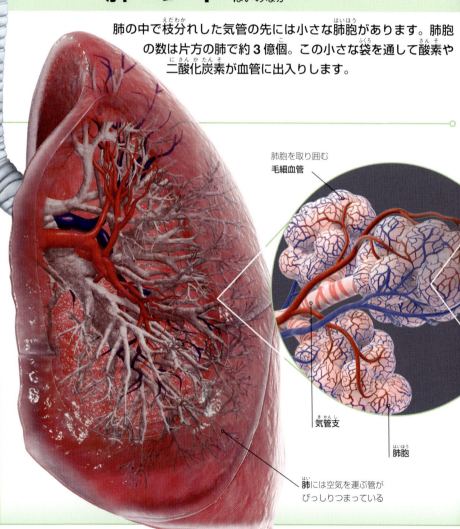

肺胞を取り囲む
毛細血管

気管支

肺胞

肺には空気を運ぶ管がびっしりつまっている

ガスの交換

酸素は肺胞を取り囲む毛細血管から血液に入りこみ体の細胞に届けられる。二酸化炭素は毛細血管から肺胞に捨てられ、呼吸によって体の外に出される。

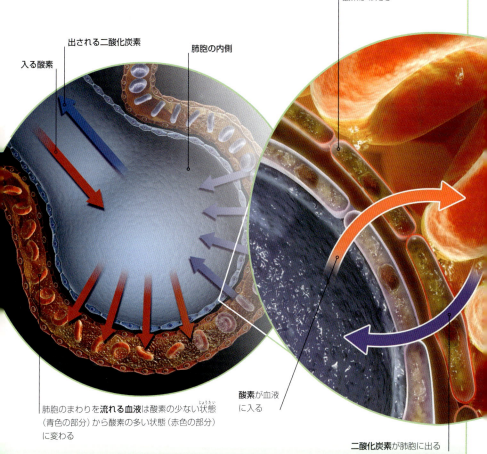

入る酸素

出される二酸化炭素

肺胞の内側

毛細血管の壁を通って赤血球に酸素がわたる

肺胞のまわりを流れる血液は酸素の少ない状態（青色の部分）から酸素の多い状態（赤色の部分）に変わる

酸素が血液に入る

二酸化炭素が肺胞に出る

発　　声

わたしたちは話をして考えていることをたがいに伝えあいます。声は肺から出す空気によってつくられます。喉頭にある声帯を空気が通りぬけるときの音が声になります。

音をつくる
声帯は、呼吸をするときは開き、話をするときは筋肉にひっぱられ閉じる。肺から押し出された空気が閉じた声帯の間を通ると声帯がふるえて音が出る。

のど（咽頭）と気管は、軟骨でできている**喉頭**でつながれている。声帯は喉頭にある。

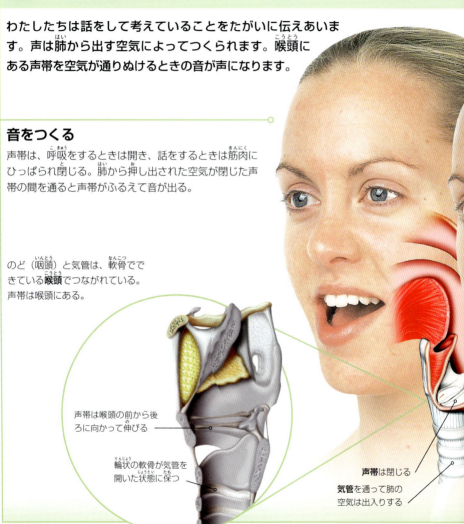

声帯は喉頭の前から後ろに向かって伸びる

輪状の軟骨が気管を開いた状態に保つ

声帯は閉じる

気管を通って肺の空気は出入りする

声を出す

声帯がふるえる音は「ぶーん」と聞こえる。筋肉を使って舌とくちびるとほほを動かすことによって、ふるえる音がはっきりした声に変わる。

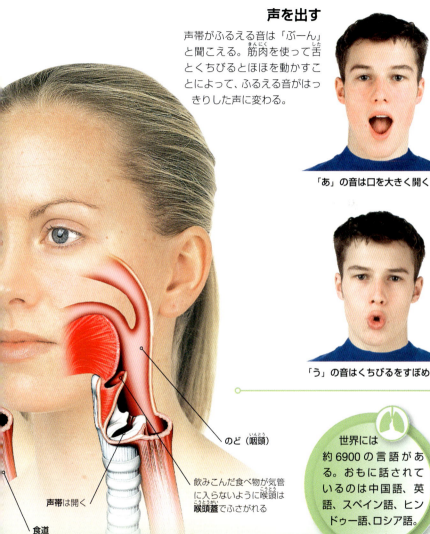

「あ」の音は口を大きく開く

「う」の音はくちびるをすぼめる

のど（咽頭）

飲みこんだ食べ物が気管に入らないように喉頭は喉頭蓋でふさがれる

声帯は開く

食道

世界には約6900の言語がある。おもに話されているのは中国語、英語、スペイン語、ヒンドゥー語、ロシア語。

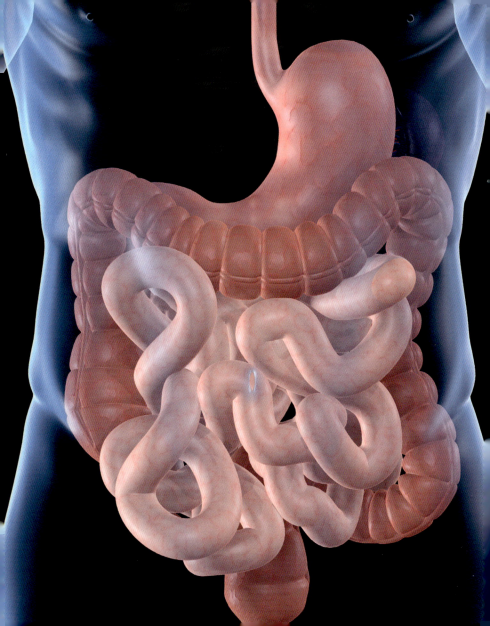

消化器系 しょうかきけい

人間は一生の間に平均して20トンほどの食べ物を食べます。消化器系では食べ物のかたまりを小さな栄養素に分解して、体が利用できるようにします。体に吸収された栄養素は細胞にエネルギーをあたえます。また体を成長させ、体の状態を一定に保ったり修復したりするためにも使われます。

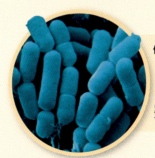

仲良しの細菌 腸には乳酸桿菌など体と仲良しの細菌が約100兆個もいる。腸の中で細菌が食べ物からつくりだす物質を体は利用している。

栄養素の配達 えいようそのはいたつ

口からはいった食べ物は小さな栄養素に分解されてはじめて体に利用されます。栄養素は血液に吸収され、体中の細胞に届けられます。

消化器系 しょうかきけい

消化管は口から肛門までつながる長い管だ。それぞれのはたらきをする消化器官がある。管の途中にて歯、舌、だ液腺、肝臓など消化器官以外の器官にも消化を助けるはたらきがある。

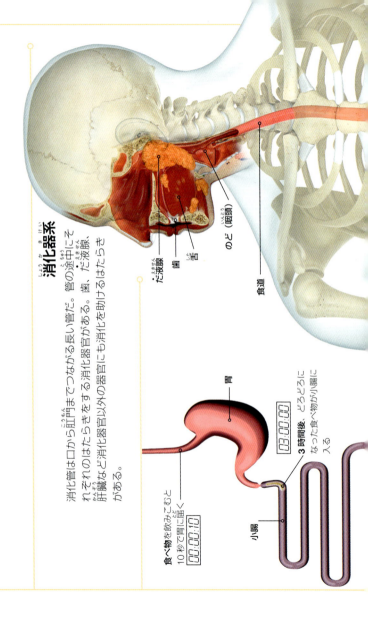

- のど（咽頭）
- 食道
- だ液腺
- 歯
- 舌
- 胃
- 小腸

食べ物を飲みこむと10秒で胃に届く
`00:00:10`

3時間後、どろどろになった食べ物が小腸に入る
`03:00:00`

88 | 消化器系

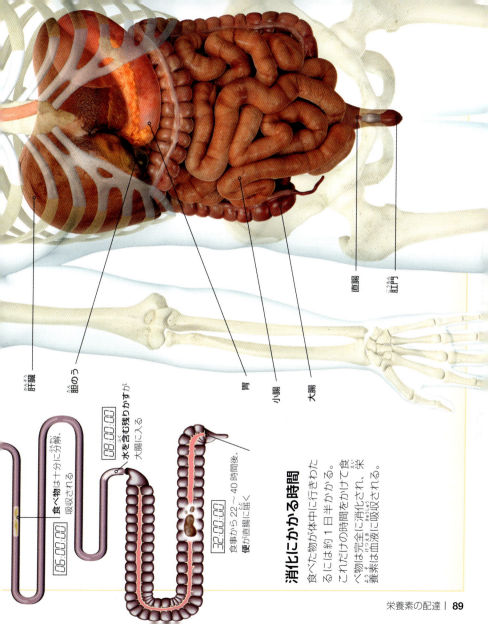

肝臓
胆のう
胃
小腸
大腸
直腸
肛門

05:00:00 食べ物は十分に分解、吸収される

08:00:00 水を含む残りかすが大腸に入る

32:00:00 食事から22〜40時間後、便が直腸に届く

消化にかかる時間

食べた物が体中に行きわたるには約1日半かかる。これだけの時間をかけて食べ物は完全に消化され、栄養素は血液に吸収される。

栄養素の配達 | 89

口

消化管は口から始まります。口に入れた食べ物を歯でかみつぶし小さくしてから、舌でのどに送り飲みこみます。

口とのど

口の中には歯と舌がある。食べ物は歯でかみくだかれ、舌で粘り気のあるだ液と混ぜ合わされる。飲みこみやすいかたまりにされてのどへと送られる。

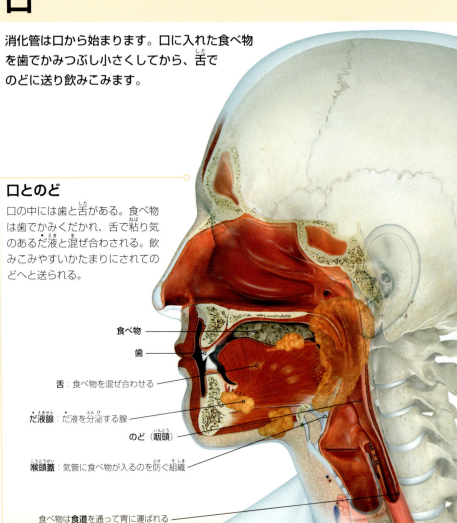

- 食べ物
- 歯
- 舌：食べ物を混ぜ合わせる
- だ液腺：だ液を分泌する腺
- のど（咽頭）
- 喉頭蓋：気管に食べ物が入るのを防ぐ組織
- 食べ物は**食道**を通って胃に運ばれる

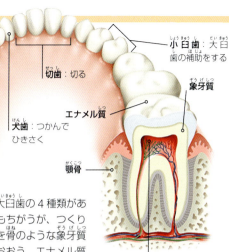

大臼歯：くだいてすりつぶす

切歯：切る

犬歯：つかんでひきさく

小臼歯：大臼歯の補助をする

象牙質

エナメル質

顎骨

歯髄：神経が入っている

歯

歯には切歯、犬歯、小臼歯、大臼歯の4種類がある。役割によって形も大きさもちがうが、つくりはどの歯も同じ。中央の歯髄を骨のような象牙質が囲み、さらにエナメル質がおおう。エナメル質は体の中で一番かたい組織。

飲みこむ

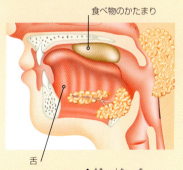

食べ物のかたまり

舌

かんだ食べ物とだ液を舌で混ぜてかたまりにしてから、のどに押しこむ。

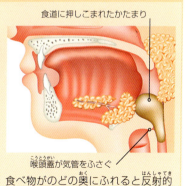

食道に押しこまれたかたまり

喉頭蓋が気管をふさぐ

食べ物がのどの奥にふれると反射的にのどが縮んで食道に押しこまれる。

胃

口でかみくだかれた食べ物は胃に入り胃液と混ぜられます。胃液にはタンパク質を分解する消化酵素が含まれています。食べ物はしばらく胃にとどまってから少しずつ小腸に送られ、小腸では時間をかけて消化されます。

筋肉の袋

袋のようなつくりの胃の壁はよく伸びる。食べ物が入ってくると胃はだんだんふくらむ。胃の壁は3層の筋肉でできていて、収縮することによって食べ物をつぶし、胃液と混ぜ合わせる。

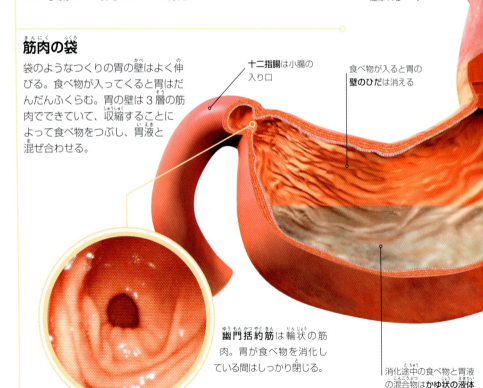

食べ物は口から**食道**を通って運ばれる

十二指腸は小腸の入り口

食べ物が入ると胃の**壁のひだ**は消える

幽門括約筋は輪状の筋肉。胃が食べ物を消化している間はしっかり閉じる。

消化途中の食べ物と胃液の混合物は**かゆ状の液体**（び汁）になる

満腹と空腹

胃がふくらんで空になるまでには3時間はかかる。その間に食べ物は消化され、かき混ぜられてどろどろの液体（かゆ状の液体、び汁）になる。び汁は開いている幽門括約筋を通って十二指腸に入る。

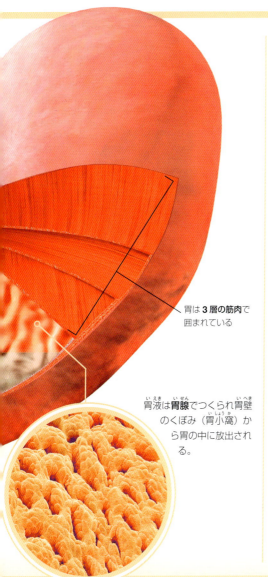

胃は**3層の筋肉**で囲まれている

胃液は**胃腺**でつくられ胃壁のくぼみ（胃小窩）から胃の中に放出される。

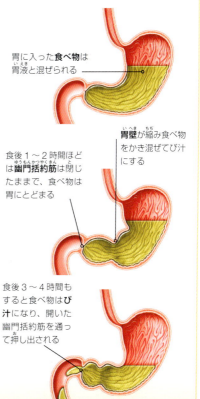

胃に入った**食べ物**は胃液と混ぜられる

胃壁が縮み食べ物をかき混ぜてび汁にする

食後1〜2時間ほどは**幽門括約筋**は閉じたままで、食べ物は胃にとどまる

食後3〜4時間もすると食べ物は**び汁**になり、開いた幽門括約筋を通って押し出される

小腸

すい臓と胆のうからの助けも借りて、消化は小腸で完了します。小腸では食べ物に含まれるタンパク質、炭水化物、脂質が酵素の化学的消化作用によって小さな栄養素に分解され、血液に吸収されていきます。

小腸

小腸は長さ約7m。十二指腸、空腸、回腸の三つに分かれている。十二指腸が一番短く、空腸と回腸で大部分が消化、吸収される。

助けるはたらき

小腸では胆汁とすい液の助けを借りて消化が進む。胆汁は脂質を水に溶けやすい形に変え分解しやすくする。すい液の含む酵素はタンパク質と炭水化物を消化する。

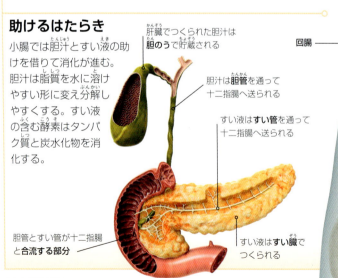

十二指腸の表側に**大腸**がある

空腸

回腸

肝臓でつくられた胆汁は**胆のう**で貯蔵される

胆汁は**胆管**を通って十二指腸へ送られる

すい液は**すい管**を通って十二指腸へ送られる

胆管とすい管が十二指腸と**合流する部分**

すい液は**すい臓**でつくられる

小腸の内壁には指のような形の**絨毛**がすき間なく並んでいる。その数は数百万本。表面積を広くして栄養素を吸収するつくりだ。

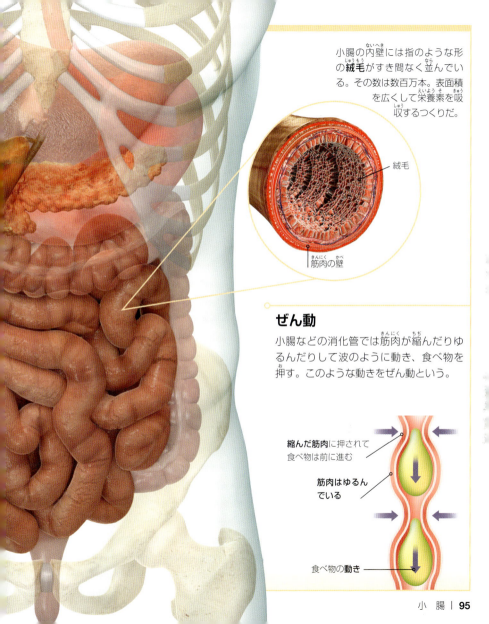

絨毛

筋肉の壁

ぜん動

小腸などの消化管では筋肉が縮んだりゆるんだりして波のように動き、食べ物を押す。このような動きをぜん動という。

縮んだ**筋肉**に押されて食べ物は前に進む

筋肉はゆるんでいる

食べ物の**動き**

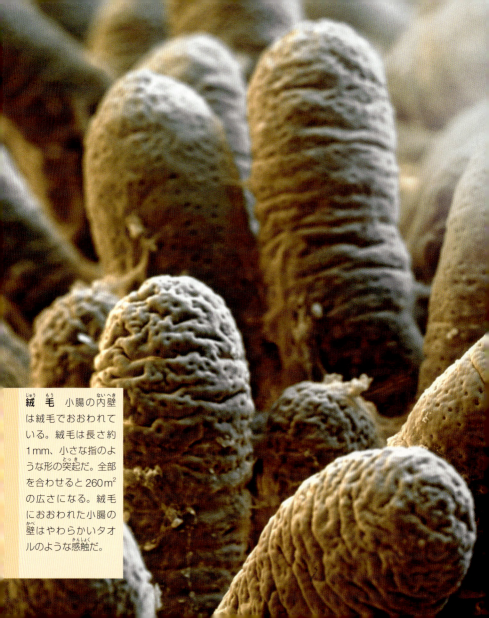

絨毛（じゅうもう） 小腸の内壁は絨毛でおおわれている。絨毛は長さ約1mm、小さな指のような形の突起（とっき）だ。全部を合わせると260m²の広さになる。絨毛におおわれた小腸の壁（かべ）はやわらかいタオルのような感触（かんしょく）だ。

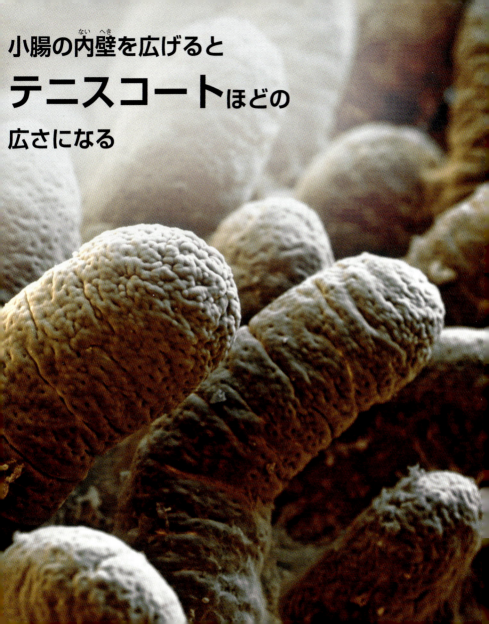

小腸の内壁を広げると
テニスコートほどの
広さになる

大　　腸

大腸の長さは小腸の4分の1、太さは2倍です。大腸は小腸から水を含む残りかすを受け取り、便のかたまりに変えます。

三つの部分

大腸は盲腸、結腸、直腸でできている。一番長い結腸はおなかの中に額縁のような形でおさまっている。大腸は消化されなかったかすから水を吸収して血液にもどし、残りを便に変える。

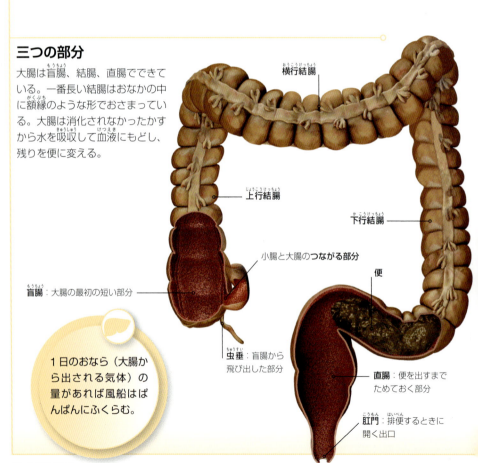

横行結腸

上行結腸

下行結腸

小腸と大腸のつながる部分

盲腸：大腸の最初の短い部分

虫垂：盲腸から飛び出した部分

便

直腸：便を出すまでためておく部分

肛門：排便するときに開く出口

1日のおなら（大腸から出される気体）の量があれば風船はぱんぱんにふくらむ。

結腸の運動

結腸では筋肉は3種類のゆっくりした動きをする。それぞれの動きによって残りかすは押されながら便に変わっていく。結腸を動かす筋肉は大腸の壁を取り囲む平滑筋。

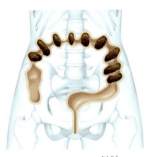

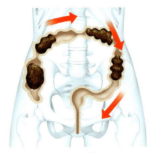

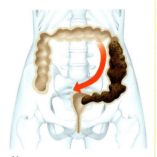

分節運動：結腸全体で間隔をおいて収縮する。便を動かさずに同じ場所でかき混ぜる。

ぜん動運動：短い収縮が結腸を伝わり波のように動いて便を直腸方向に押す。

総ぜん動運動：1日に3～4回、食後に起こるとても強い収縮。便を直腸方向に押す。

便を出す

直腸まで押されてきた便は直腸の壁を伸ばす。この刺激を感じると便を出したくなり、肛門括約筋がゆるむ。すると直腸の壁が縮んで肛門から外に便を押し出す。

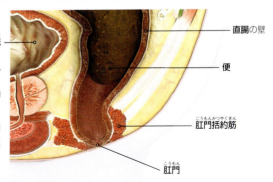

肝　　臓 かんぞう

肝臓は体の中で一番大きな内臓です。肝臓には消化管からの血液が流れこみます。肝細胞では不要な物質を取り除いたり、必要な物質を加えたりして血液を調整します。

肝臓

胆のう：胆汁をためる

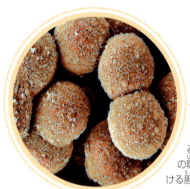

肝細胞には500をこえるはたらきがある。栄養素の貯蔵、毒の除去、脂質の消化を助ける胆汁の生産など。

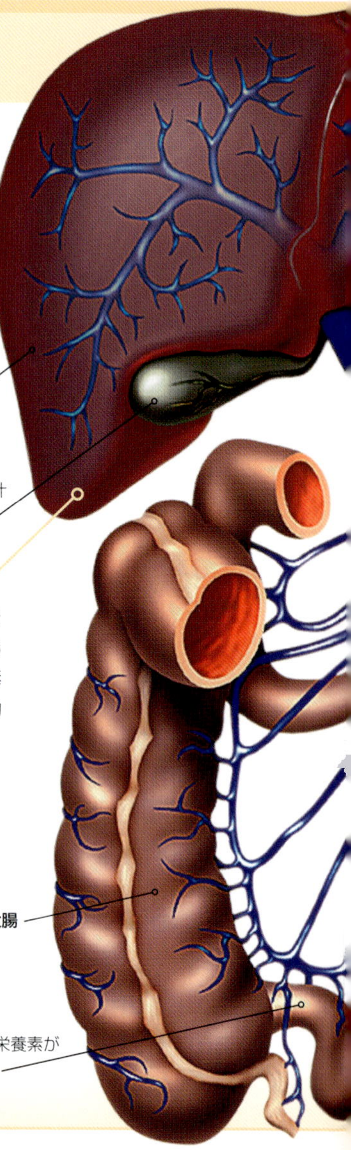

集まる血液

肝臓の血液の70％は肝門脈から送られてくる。肝門脈を流れる血液は消化器から静脈を通って集まった血液のため栄養素を多く含む。肝臓の細胞はこの栄養素を処理する。

大腸

小腸：ほとんどの栄養素が血液に吸収される

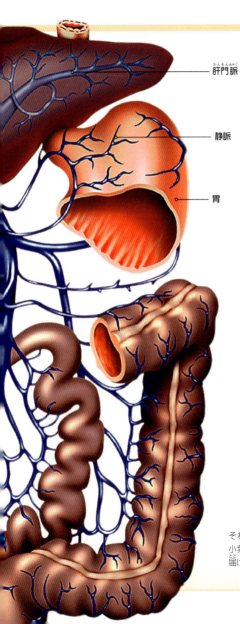

肝門脈

静脈

胃

> 肝臓は体の燃料、ブドウ糖を貯蔵する。ブドウ糖が血液中に多いときはためこみ、少ないときは放出する。

肝臓の中

肝臓には肝細胞が集まった肝小葉という区画が約50万個ある。肝小葉の中では肝細胞が血液を処理している。処理された血液は肝小葉の中心にある静脈から心臓にもどり、体中に送り出される。

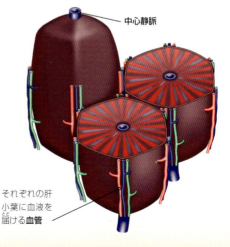

中心静脈

それぞれの肝小葉に血液を届ける**血管**

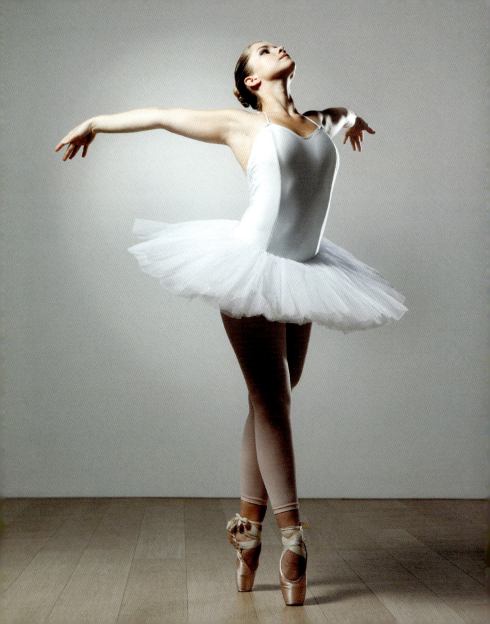

体を制御する しくみ
からだを せいぎょするしくみ

細くて長い神経細胞は網の目のように全身にはりめぐらされています。このような神経細胞のつながりを神経系といいます。体中の受容器から出された小さな電気信号は神経を伝って体の制御中心である脳まで運ばれます。電気信号は体の中や外のようすを脳に伝えます。また呼吸やつま先立ちなど、さまざまな活動をするよう脳からの伝言を体に伝えます。

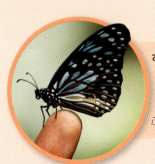

さわる
指先の感覚はとても鋭い。皮ふにある感覚受容器から脳へ信号が送られる。軽くふれただけでも感じる。

神経系 しんけいけい

体の活動はすべて神経系で制御されています。神経系は数千億個の神経細胞（ニューロン）でできています。神経細胞はたがいにつながり電気信号を高速で運びます。

制御網

大部分の神経細胞は脳と脊髄にある。脳と脊髄は体の各部と神経を通じて情報を伝えあい、中枢神経として体の活動を制御する。

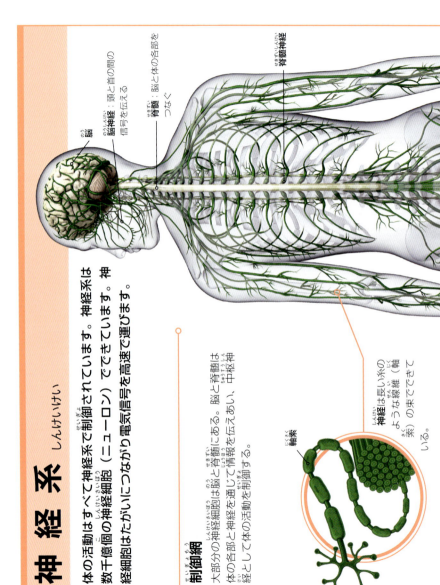

脳

脳神経：頭と首の間の信号を伝える

脊髄：脳と体の各部をつなぐ

脊髄神経

神経は長い糸のような線維（軸索）の束でできている。

軸索

坐骨神経：一番
長く太い神経

信号を運ぶ

神経細胞は細胞体と長く伸びる軸索と短い樹状突起とでできている。神経信号は軸索を通って運ばれ、次の神経細胞の樹状突起で受け取られる。

神経細胞のシナプス

先端で次の神経細胞はつながる。シナプスと次の神経細胞の間には少しだけすき間がある。シナプスまで信号が届くと、化学物質が放出される。化学物質はすき間を経て次の神経細胞に結合する。次の神経細胞ではこれを合図に信号が広がっていく。

軸索を保護する被膜

樹状突起

神経細胞体

別の神経細胞の軸索

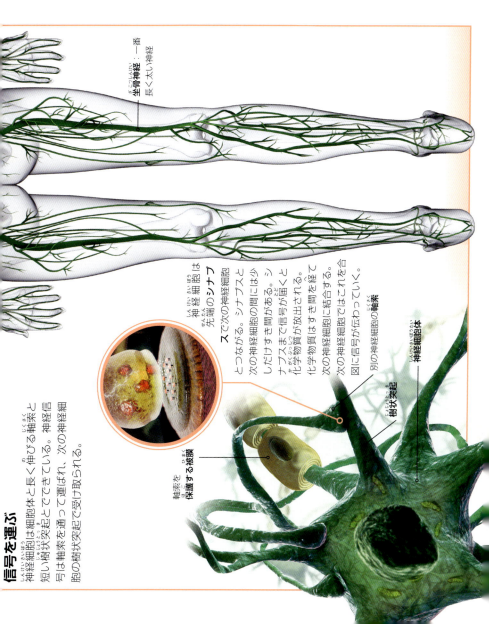

脳 のう

脳では数千億個の神経細胞が網の目のようにつながり、驚異的な力で体を支配しています。わたしたちに性格があるのも、考えたり、記憶したり、感覚をはたらかせたりできるのも脳がはたらいているからです。運動や消化など、体のほとんどの活動も脳が調整しています。

脳の中

断面図（下の図）を見ると、脳は大脳、小脳、脳幹でできていることがわかる。大脳では考えたり感じたり、体を動かしたりする。小脳では体の平衡を保ったり、筋肉を調節したりする。脳幹では心拍数や呼吸の速さなど生命機能を調節する。

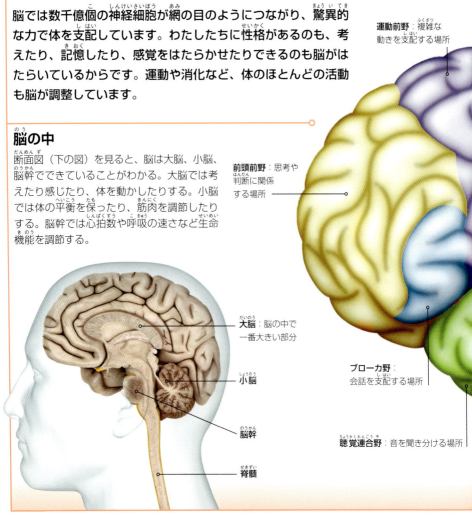

運動前野：複雑な動きを支配する場所

前頭前野：思考や判断に関係する場所

大脳：脳の中で一番大きい部分

小脳

ブローカ野：会話を支配する場所

脳幹

聴覚連合野：音を聞き分ける場所

脊髄

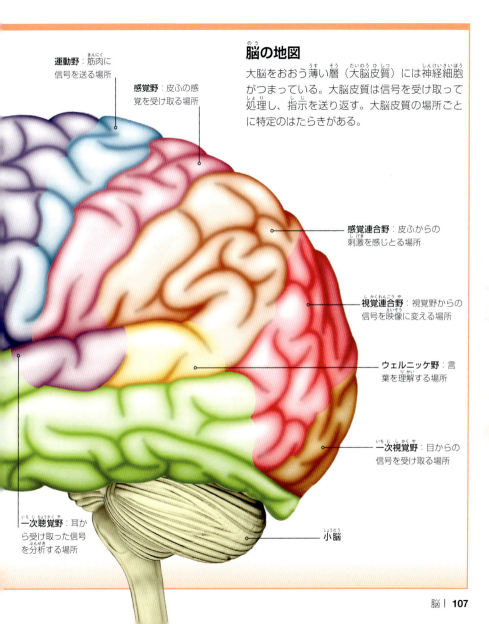

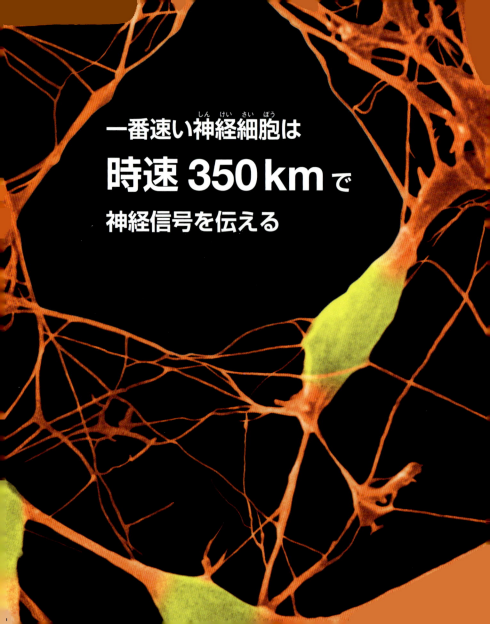

一番速い神経細胞(しんけいさいぼう)は
時速 350 km で
神経信号を伝える

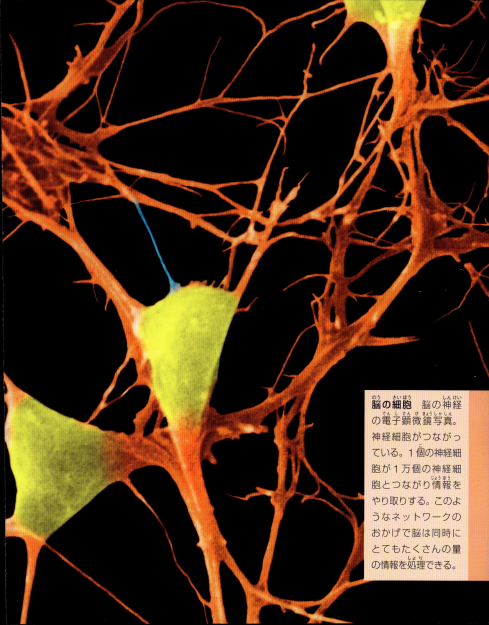

脳の細胞 脳の神経の電子顕微鏡写真。神経細胞がつながっている。1個の神経細胞が1万個の神経細胞とつながり情報をやり取りする。このようなネットワークのおかげで脳は同時にとてもたくさんの量の情報を処理できる。

脊髄 せきずい

脊髄は脳から背中に伸びる何十億という神経細胞の束で、指くらいの太さです。体の活動を調整する電気信号を運び、脳と体の各部位とを中継しています。

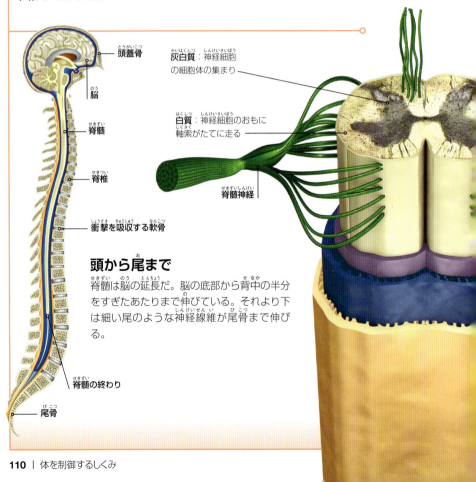

頭蓋骨
脳
脊髄
脊椎
衝撃を吸収する軟骨
脊髄の終わり
尾骨

灰白質：神経細胞の細胞体の集まり

白質：神経細胞のおもに軸索がたてに走る

脊髄神経

頭から尾まで

脊髄は脳の延長だ。脳の底部から背中の半分をすぎたあたりまで伸びている。それより下は細い尾のような神経線維が尾骨まで伸びる。

脊髄の保護

脊髄をつくる神経の束はやわらかいため、脊椎が骨のトンネルをつくり守っている。脊椎と脊椎の間には衝撃を吸収する軟骨の厚い円板がある。

とっさの反応

無意識に起こる行動を反射という。火にふれると手をひっこめる反応（下図）など反射の多くは危険から体を守る。反射は脊髄に支配されている。神経信号が脳まで伝えられず脊髄でもどってくるためかんぱつを入れずに反応する。

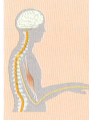

危 険
炎の熱を痛覚受容体が感知して脊髄に信号を送る。

情報の高速道路

脊髄の中央には蝶の形をした灰白質がある（左図）。電気信号は灰白質を通って脊髄全体に伝わり、途中で体の各部とつながる脊髄神経へ出入りする。灰白質を取り囲む白質は脳と行き来する信号を中継する。

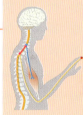

ひっこめる
脊髄は手をひっこめるよう腕の筋肉に信号を送る。

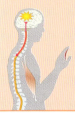

痛 み
脊髄から脳へ情報が伝えられ、痛みを感じる。

見る

視覚はとくに重要な感覚です。2個の目が光を感じることによって、わたしたちはまわりのようすを知ります。くっきりはっきり見ることができるのは、目がデジタルカメラのように自動で焦点を合わせるからです。

網膜には光を受け取る2種類の細胞、杆体（右写真の白色の部分）と錐体（右写真の緑色の部分）がある。明るいときは錐体がはたらき、色と物がはっきり見える。暗いときは杆体がはたらく。

視神経：信号を脳へ運ぶ

目の中

光は角膜から入り、瞳孔、水晶体を通りぬける。角膜と水晶体で焦点を合わせ、眼球の一番奥の網膜にはっきりした像をうつす。網膜は光が当たると、脳につながる視神経に信号を送る。

眼球を動かす筋肉

112 ｜ 体を制御するしくみ

瞳孔の大きさ

瞳孔（ひとみ）は明るいときは小さくなり、まぶしくならないよう光の入りすぎを防ぐ。暗いときは大きくなり、できるだけ見えるように光を取りこむ。

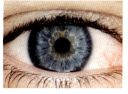
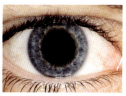

小さな瞳孔　　　大きな瞳孔

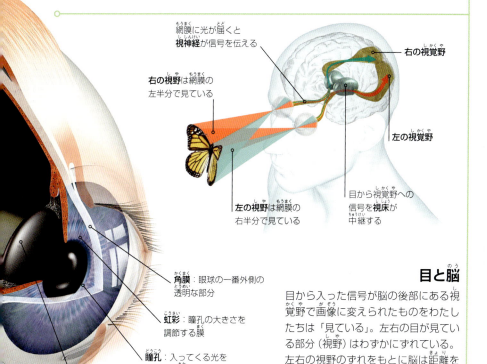

網膜に光が届くと**視神経**が信号を伝える

右の視野は網膜の左半分で見ている

右の視覚野

左の視覚野

左の視野は網膜の右半分で見ている

目から視覚野への信号を**視床**が中継する

角膜：眼球の一番外側の透明な部分

虹彩：瞳孔の大きさを調節する膜

瞳孔：入ってくる光を調節する穴

水晶体：網膜に届く光の焦点を合わせる組織

目と脳

目から入った信号が脳の後部にある視覚野で画像に変えられたものをわたしたちは「見ている」。左右の目が見ている部分（視野）はわずかにずれている。左右の視野のずれをもとに脳は距離を判断し、立体像をつくる。

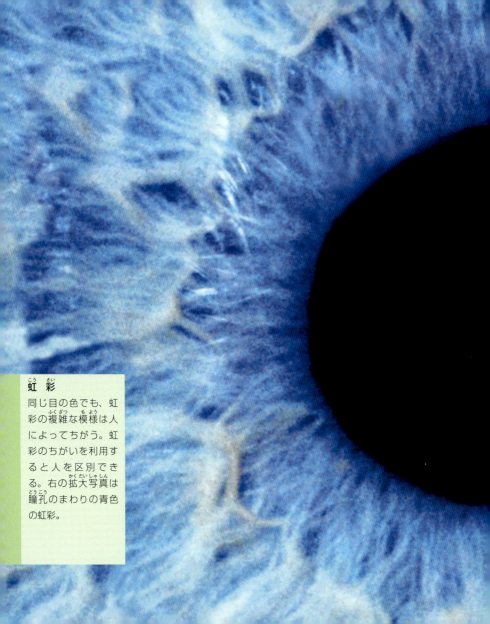

虹彩(こうさい)

同じ目の色でも、虹彩の複雑(ふくざつ)な模様(もよう)は人によってちがう。虹彩のちがいを利用すると人を区別できる。右の拡大写真(かくだいしゃしん)は瞳孔(どうこう)のまわりの青色の虹彩。

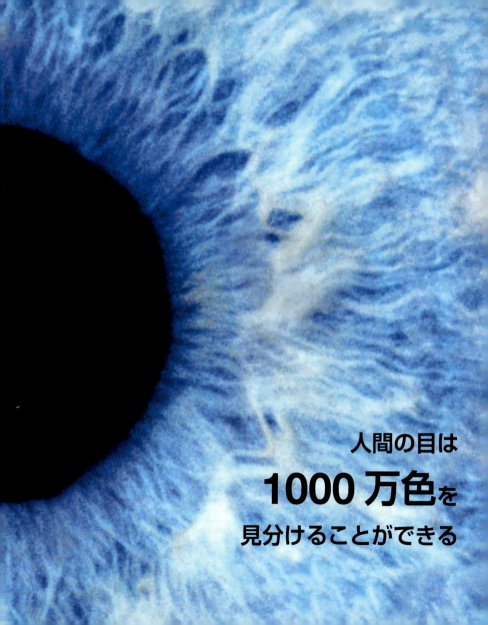

味わう

食べ物の味がわかると食べる楽しみがふえます。おかしな味がすれば毒だとわかります。舌には、5種類の味（甘味、酸味、塩味、苦味、うま味）を感じることのできる感覚器があります。

舌と味蕾

舌は筋肉でできている。食べ物が口に入ると舌は食べ物を転がし、だ液と混ぜ合わせる。この間に舌の表面にある1万個の味蕾で食べ物の味を感じとり、脳にその情報を送る。

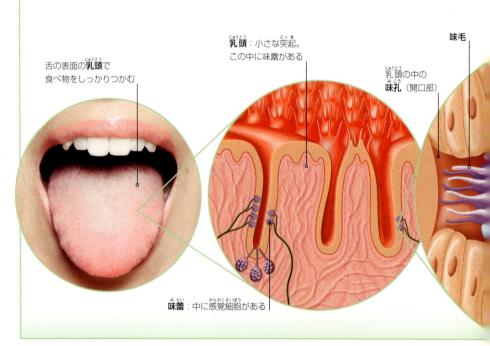

舌の表面の**乳頭**で食べ物をしっかりつかむ

乳頭：小さな突起。この中に味蕾がある

味毛

乳頭の中の**味孔**（開口部）

味蕾：中に感覚細胞がある

味わう

味と香りがいっしょになってはじめて食べ物をおいしいと感じる。おいしければ食欲がどんどん増し、体にもエネルギー源がどんどん入っていくことになる。

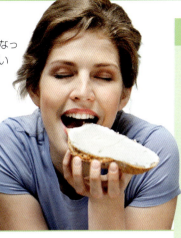

5 種類の味

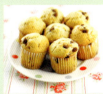

甘味
ケーキや果物にはエネルギーのもとになる栄養がつまっている。

酸味
かんきつ類は鋭く突き刺すような味がする。

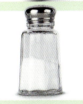

塩味
たいていの食べ物は塩を含む。塩のとりすぎは健康によくない。

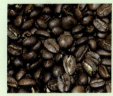

苦味
コーヒーの苦味は子どもにはおいしくない。

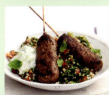

うま味
焼いた肉やチーズはうまみを含み、とてもおいしく感じる。

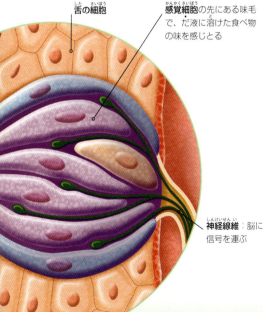

舌の細胞

感覚細胞の先にある味毛で、だ液に溶けた食べ物の味を感じとる

神経線維：脳に信号を運ぶ

かぐ

焼きたてのパンの香ばしい香り、腐った卵のいやなにおい。鼻はさまざまなにおいを小さな感覚細胞でかぎ分けています。おいしく食事ができるのは、鼻の嗅細胞と舌の味細胞でにおいと味を感じとっているからです。

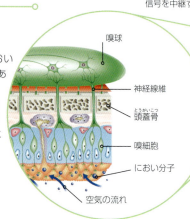

嗅球：脳に向かう信号を中継する組織

鼻の粘液に溶けたにおい分子を、鼻腔の天井にある**嗅細胞**が感じとる。嗅細胞からは神経線維が信号を運び、脳の前方にある嗅球、さらに脳へと届ける。

嗅球
神経線維
頭蓋骨
嗅細胞
におい分子
空気の流れ

鼻腔：吸った空気の通り道

舌：味細胞がある

神経：味細胞から脳へ信号を送る

においをかぎ分ける

鼻から入ってくる空気にはにおい分子が含まれている。におい分子は鼻腔（鼻孔とのどをつなぐ空間）の天井にある嗅細胞を刺激する。刺激を受けた嗅細胞は信号を脳へ送り、脳でそれぞれのにおいをかぎ分ける。

鼻には1000種類の嗅細胞があり、2万種類のにおいをかぎ分けることができる。

いやなにおい

いやなにおいはたいてい危険を教えてくれる。建物がこげくさければ火事かもしれない。鼻をつくようなにおいの食べ物はほとんどが腐っている。牛乳がすっぱいときは、おなかをこわすので飲んではいけない。

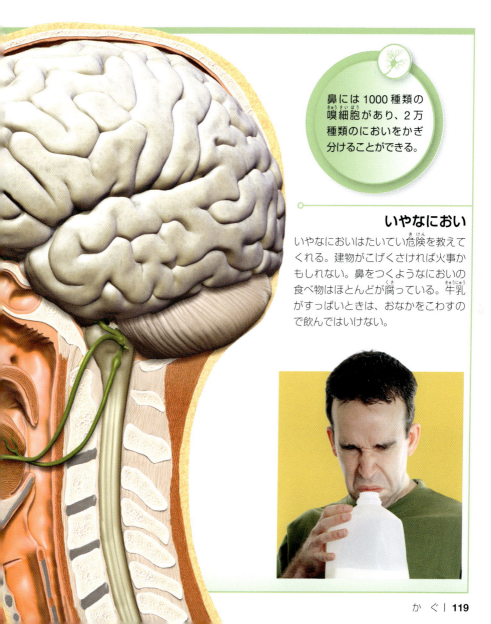

さわる

動物の毛のやわらかさ、プールに入ったときの冷たさなど、皮ふを通していろいろな種類の刺激を感じます。何かにふれると皮ふの受容体から脳に信号が送られて、ふれたもののようすを感じとります。

皮ふの受容体

皮ふには異なる種類の受容体が分布する（右の図）。多くは真皮（下の層）に集中するが、温度や傷みを感じる神経末端は表皮（上の層）まで伸びている。

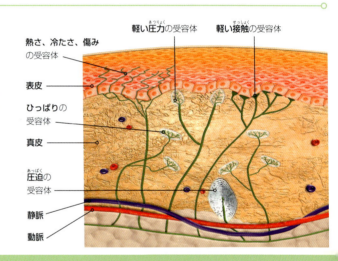

熱さ、冷たさ、傷みの受容体
表皮
ひっぱりの受容体
真皮
圧迫の受容体
静脈
動脈
軽い圧力の受容体
軽い接触の受容体

触覚の種類

右の写真は皮ふがふれて感じとる刺激を表している。この5種類以外に傷みも感じる。

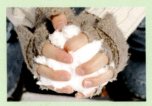

冷たさと熱さ

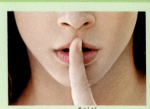

軽い接触

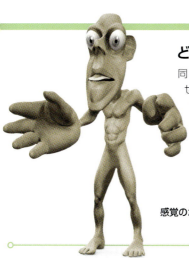

どのくらい感じているのか？

同じ皮ふでも体の場所によって感じ方はちがう。感じ方に合わせて体の部分を強調したモデルをホムンクルス（ラテン語で「小さな人」という意味。左図）という。敏感な部分ほど大きく表される。指とくちびるが大きいのは、敏感だから。

感覚のホムンクルス

さわって読む

指の感覚はとても鋭いので物体の表面のわずかなちがいも感じとる。目の不自由な人は点字にふれて文字を読む。点字では飛び出た点の組み合わせで文字が表されている。

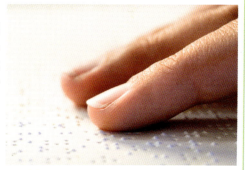

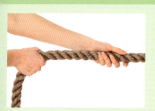

しっかりにぎると手は強い圧力を感じる

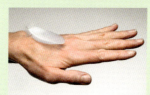

かすかな接触

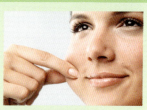

ひっぱり

聞　　く

耳は空気を伝わってきた音波を感じとり、とてもたくさんの種類の音を聞き分けます。会話ができるのも耳で音を聞きとるからです。

耳の中

耳は外耳、中耳、内耳の三つに分けられる。外耳で音波を集める。中耳に入った音波は小さな骨（耳小骨）を通して振動として伝わる。この振動を内耳にあるうずまき形の器管（蝸牛）で感じとり脳に信号が送られる。

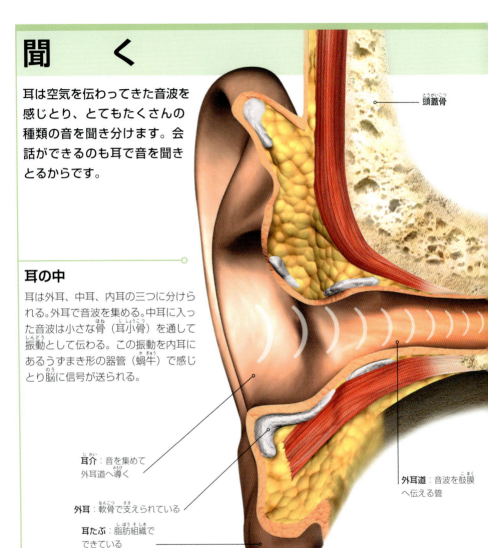

頭蓋骨

耳介：音を集めて外耳道へ導く

外耳：軟骨で支えられている

耳たぶ：脂肪組織でできている

外耳道：音波を鼓膜へ伝える管

外　耳

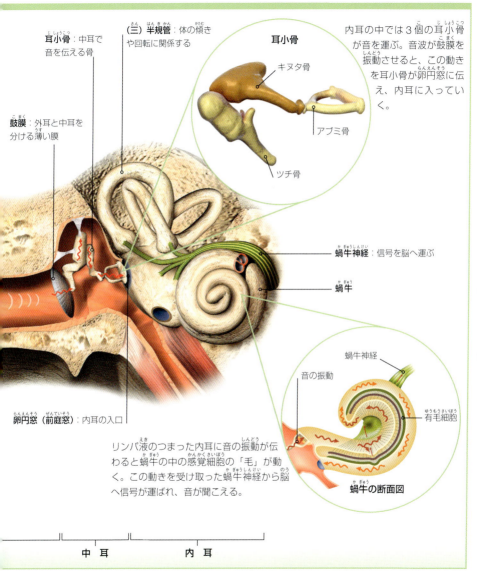

平衡感覚 へいこうかんかく

立ったり、歩いたり、つまずかずに走ったりできるのは平衡感覚が備わっているからです。内耳にある特別な感覚器が頭の傾きや回転運動を感じとり、信号を脳に伝えます。

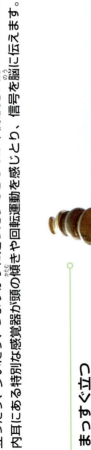

ふくらんだ部分に感覚受容器がある

液体で満たされた半規管

脳に信号を運ぶ神経

3個の半規管はそれぞれがたがいに直角に並んでいる。頭が動くと中の液体が回転する。この動きを感じとった感覚細胞が脳に信号を送る。

まっすぐ立つ

耳には半規管が3個ある。液体で満たされた半規管の中には体の動きを感じとり、信号を脳に伝える平衡感覚器がある。半規管からの信号は、目からの信号、足の裏の圧点からの信号、筋肉のひっぱりを感知する感覚器からの信号といっしょになって脳で処理される。脳からは体の位置を直すよう筋肉に指令が出されるので、傾くことなくまっすぐ立つことができる。

124 | 体を制御するしくみ

エレベーターで上りや下りがわかるのは、耳の感覚受容器が脳に教えてくれるから。

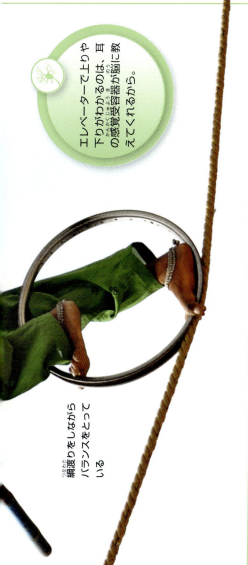

綱渡りをしながらバランスをとっている

目が回る

回転ブランコ（写真）などの回る遊具に乗ると目が回る。目で見た景色と、回転を感じとった半規管の感覚受容器から脳に送られる情報との間にずれがあるために起こる。車や飛行機や船でたくさんゆれると気持ちが悪くなるのも同じ原因。

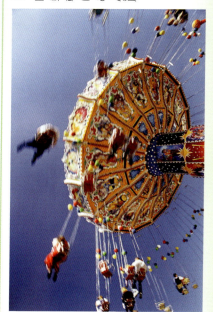

平衡感覚 | 125

化学物質の伝達 かがくぶっしつのでんたつ

体の調節には神経系のほかに内分泌系も関係しています。内分泌系ではホルモンを血液中に放出します。ホルモンとは特定の組織のはたらきを変化させる化学物質です。ホルモンは成長や生殖をはじめ体のさまざまなはたらきを調節します。

ホルモンをつくる

ホルモンを分泌する内分泌腺は右の図で示す場所にある。内分泌腺の集まりを内分泌系という。ホルモンの分泌しかしない器官（下垂体、甲状腺、副腎など）もあるし、ホルモン分泌以外のはたらきもする器官（たとえば腎臓は血液をろ過して尿をつくる）もある。

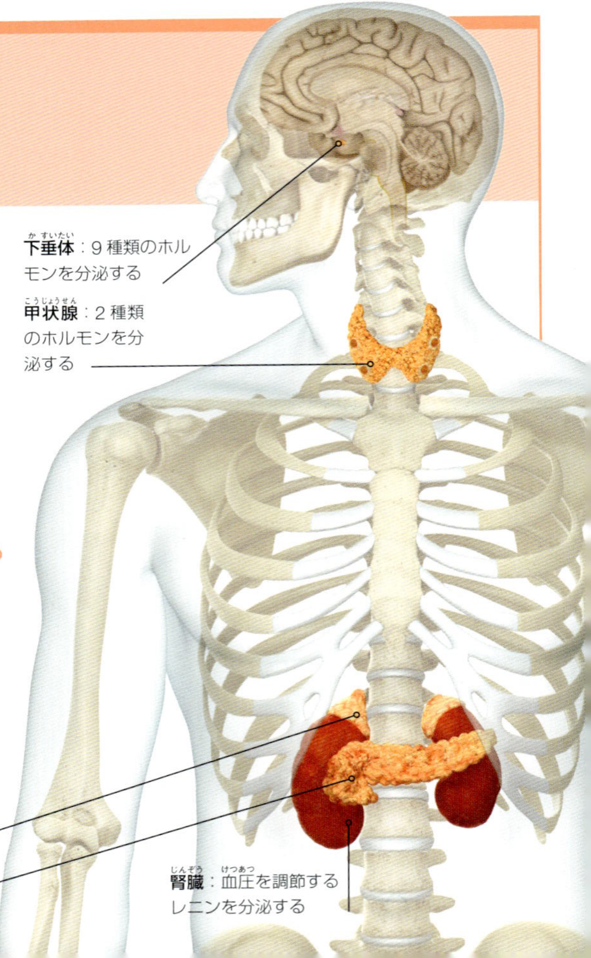
下垂体：9 種類のホルモンを分泌する
甲状腺：2 種類のホルモンを分泌する
副腎：危険がせまると体に準備をさせるアドレナリンを分泌する
すい臓：血糖値を調節するホルモン 2 種類を分泌する
腎臓：血圧を調節するレニンを分泌する

まとめ役

脳の一番下にくっついている、豆粒ほどの大きさの下垂体は脳の一部(視床下部)に支配されている。下垂体は9種類のホルモンを分泌する。その多くはほかの内分泌腺を調節するはたらきをもつ。

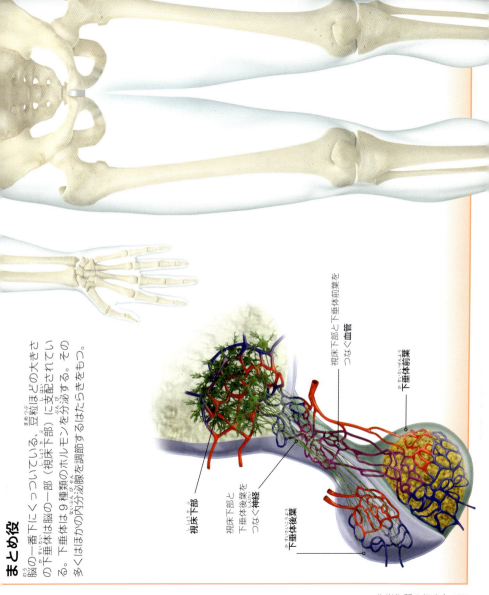

視床下部と下垂体前葉をつなぐ血管

下垂体前葉

視床下部

視床下部と下垂体後葉をつなぐ神経

下垂体後葉

化学物質の伝達 | 127

ホルモン

体には50種類をこえるホルモンがあります。危険に対応するホルモン、成長をうながすホルモン、エネルギー源となる物質の濃度を調節するホルモンなど、ホルモンによって作用はちがいます。

アドレナリンの放出

危険がせまったり、危険から逃れたりするときにはアドレナリンが分泌される。アドレナリンはすぐに作用の表れるホルモンだ。いっきに心拍数を上げ、呼吸を速くし、エネルギー源となる物質の量をふやし、筋肉に血液をたくさん流す。

成　長

下垂体から分泌される成長ホルモン（GH）は子どもの骨を伸ばす。骨は、一番先の新しい骨組織がふえることで成長していく。おとなになると骨の成長はとまる。

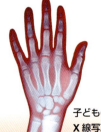

子どもの手の骨のX線写真

おとなの手の骨のX線写真

わくわくするけれども怖くもあるスカイダイビング。写真の二人の体内ではアドレナリンが放出されている

危険な場所がよりはっきり見えるように、アドレナリンは瞳孔を広げる。

糖の濃度の調節

インスリンは血液中のブドウ糖（体のエネルギー成分）の濃度を調節するホルモン。糖尿病の人はインスリンをほとんどつくれないので、グルコース濃度を正常に保つためにインスリン注射をしなければならない。

インスリン注射

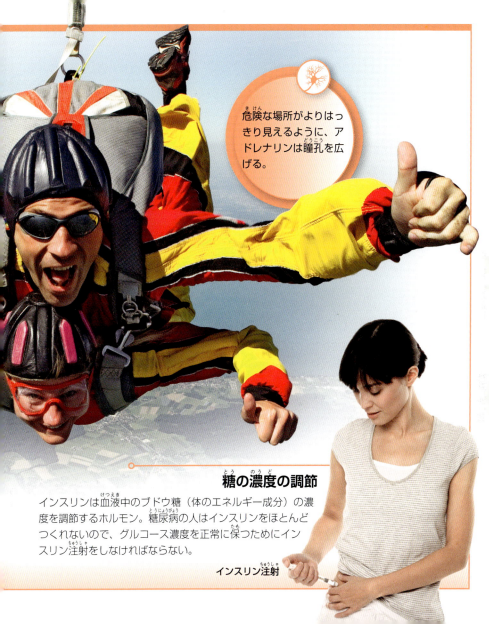

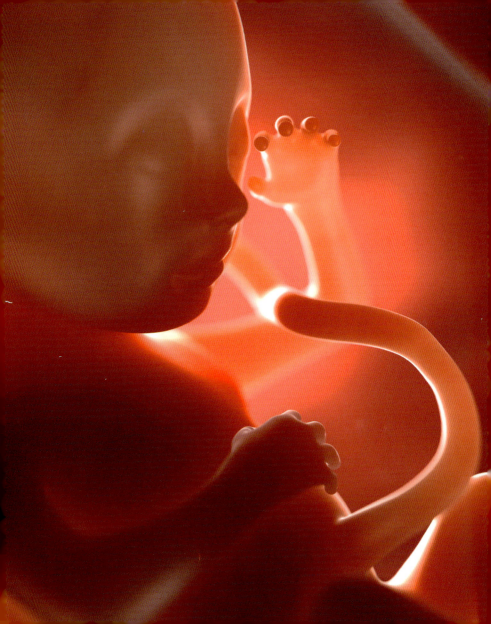

生殖と成長

せいしょくとせいちょう

赤ちゃんは受精卵から成長していきます。受精卵には両親から受け継いだ、体をつくるための情報が含まれています。受精卵は分裂を繰り返して数十億個の細胞から赤ちゃんの体をつくっていきます（左写真）。誕生してからも赤ちゃんは成長を続け、子どもからおとなを経て老年へ向かいます。

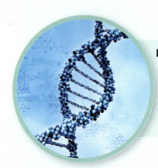

DNA 細胞にはDNAが含まれている。DNAとは人間を形づくるための情報が書きこまれた設計図のようなもの。

女性と男性 じょせいと だんせい

器官系（共通のはたらきをする器官の集まり）の中で男女にちがいがあるのは生殖系だけです。10代の半ばころから男性も女性も生殖細胞（男性は精子、女性は卵子）を分泌するようになります。精子と卵子が結びつくと赤ちゃんが育ち始めます。

男性の生殖系

男性の生殖系は体の内側にある精管と精のう、外側にある陰茎と2個の精巣でできている。精巣でとてもたくさんの精子がつくられ、精子は精管を通り陰茎から放出される。

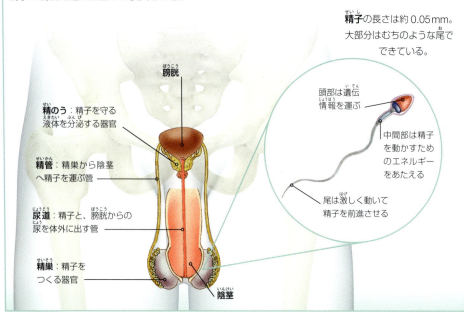

精子の長さは約0.05mm。大部分はむちのような尾でできている。

- 頭部は遺伝情報を運ぶ
- 中間部は精子を動かすためのエネルギーをあたえる
- 尾は激しく動いて精子を前進させる

- 膀胱
- 精のう：精子を守る液体を分泌する器官
- 精管：精巣から陰茎へ精子を運ぶ管
- 尿道：精子と、膀胱からの尿を体外に出す管
- 精巣：精子をつくる器官
- 陰茎

女性の生殖系

女性の生殖系は卵管、子宮、膣、2個の卵巣でできている。卵子は毎月1個ずつどちらかの卵巣から放出される。卵子は精子と受精すると子宮に移動して、子宮の中で成長する。

卵子の直径は 0.1mm。体の中で一番大きな細胞だ。精子の頭部の 50 倍。

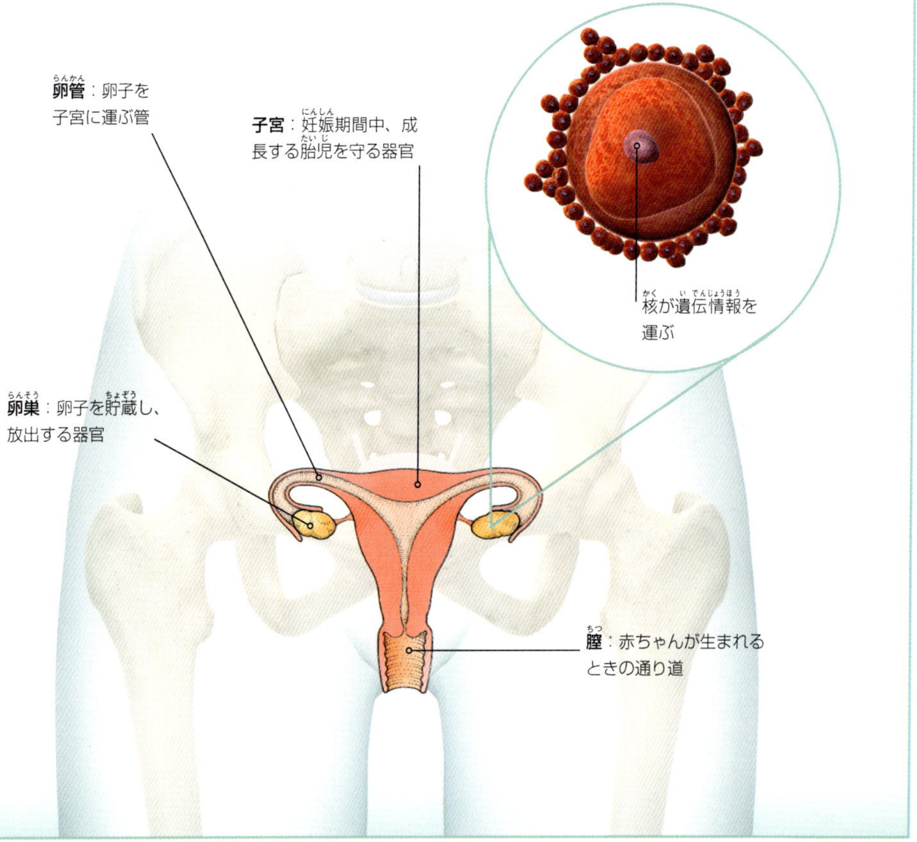

卵管：卵子を子宮に運ぶ管

子宮：妊娠期間中、成長する胎児を守る器官

卵巣：卵子を貯蔵し、放出する器官

核が遺伝情報を運ぶ

膣：赤ちゃんが生まれるときの通り道

女性と男性 | 133

受精 じゅせい

赤ちゃんが生まれるためにはまず卵巣から出された卵子が24時間以内に精子と受精しなければなりません。精子と卵子の中の遺伝情報がひとつになることで、新しく生まれてくる赤ちゃんの体をつくるための指示がそろいます。

卵管ろうと部を通って卵子は卵管に入る

細胞をつくる

受精卵は卵管を通って子宮へ移動する。移動しながら受精卵は分裂をする。1個が2個に、2個が4個にと分裂を繰り返し、最後は小さなボールのような形となって子宮の内側にくっつく（着床する）。

卵巣から卵子が出される

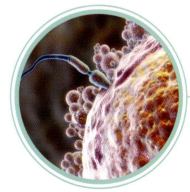

精子が卵子の壁をつきやぶり（写真）、尾を失い、頭部が卵子の核とくっつくと**受精**が完了する。

受精の約**36時間**後、受精卵は分裂し2個の細胞になる。この後も12時間ごとに分裂し続ける。

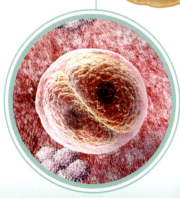

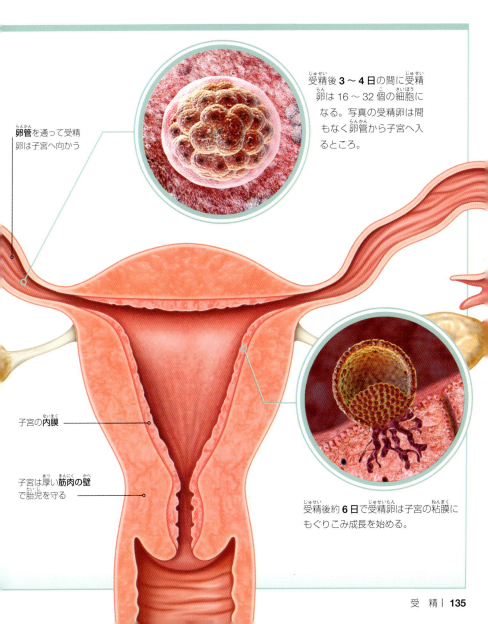

受精後3〜4日の間に受精卵は16〜32個の細胞になる。写真の受精卵は間もなく卵管から子宮へ入るところ。

卵管を通って受精卵は子宮へ向かう

子宮の内膜

子宮は厚い筋肉の壁で胎児を守る

受精後約6日で受精卵は子宮の粘膜にもぐりこみ成長を始める。

子　　宮

胎児は母親の子宮に守られ、母親の体から栄養をもらって成長します。
40週ほどかけて小さな細胞から赤ちゃんに育ち、外の世界に生まれ出る
準備をします。

胚から胎児へ

受精後8週目までの赤ちゃんを胚芽という。胎児とよぶのは8週目以降。羊水で
満たされた子宮に守られ、栄養と酸素はへその緒（臍帯）と胎盤を通して受け取る。

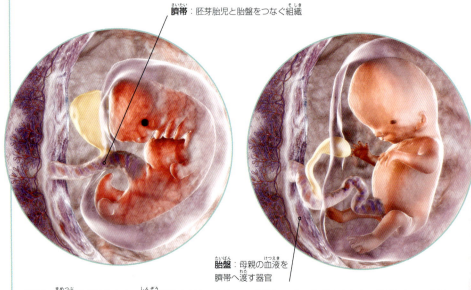

臍帯：胚芽胎児と胎盤をつなぐ組織

胎盤：母親の血液を臍帯へ渡す器官

5週目：豆粒ほどの大きさ。心臓が動きだし、ほかの器官はつくられつつある。芽のような手足が成長し始めている。

8週目：いちごほどの大きさ。顔がわかる。頭部と脳が急速に成長し、骨ができはじめる。

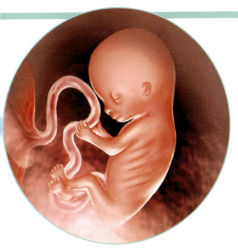

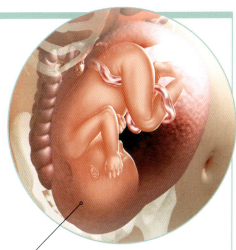

体長 46 cm

11週目：レモンほどの大きさ。活発になり筋肉を使って手足を動かす。内臓ができる。

35週目：皮ふの下に脂肪の層ができてふっくらする。音や光に反応する。誕生に備えて頭を下に向ける。

38〜40週目：すっかり成長し、生まれた後すぐに呼吸をするための準備をする。

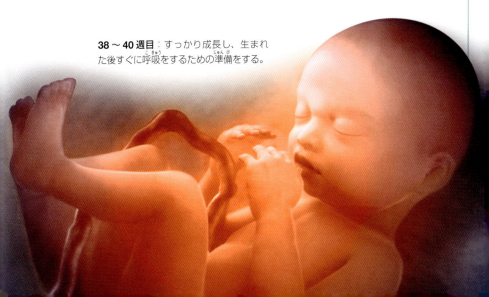

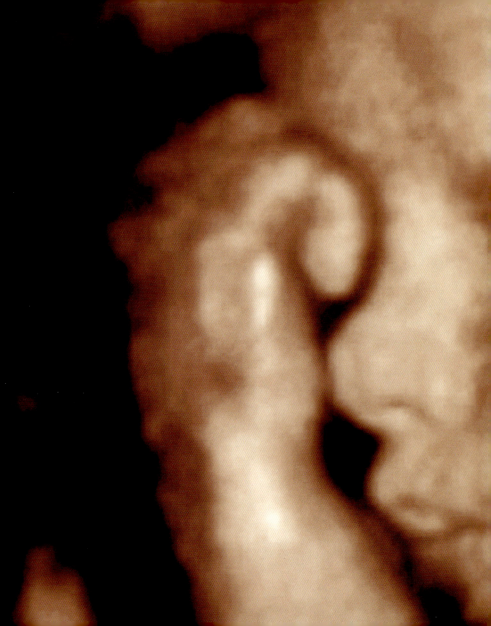

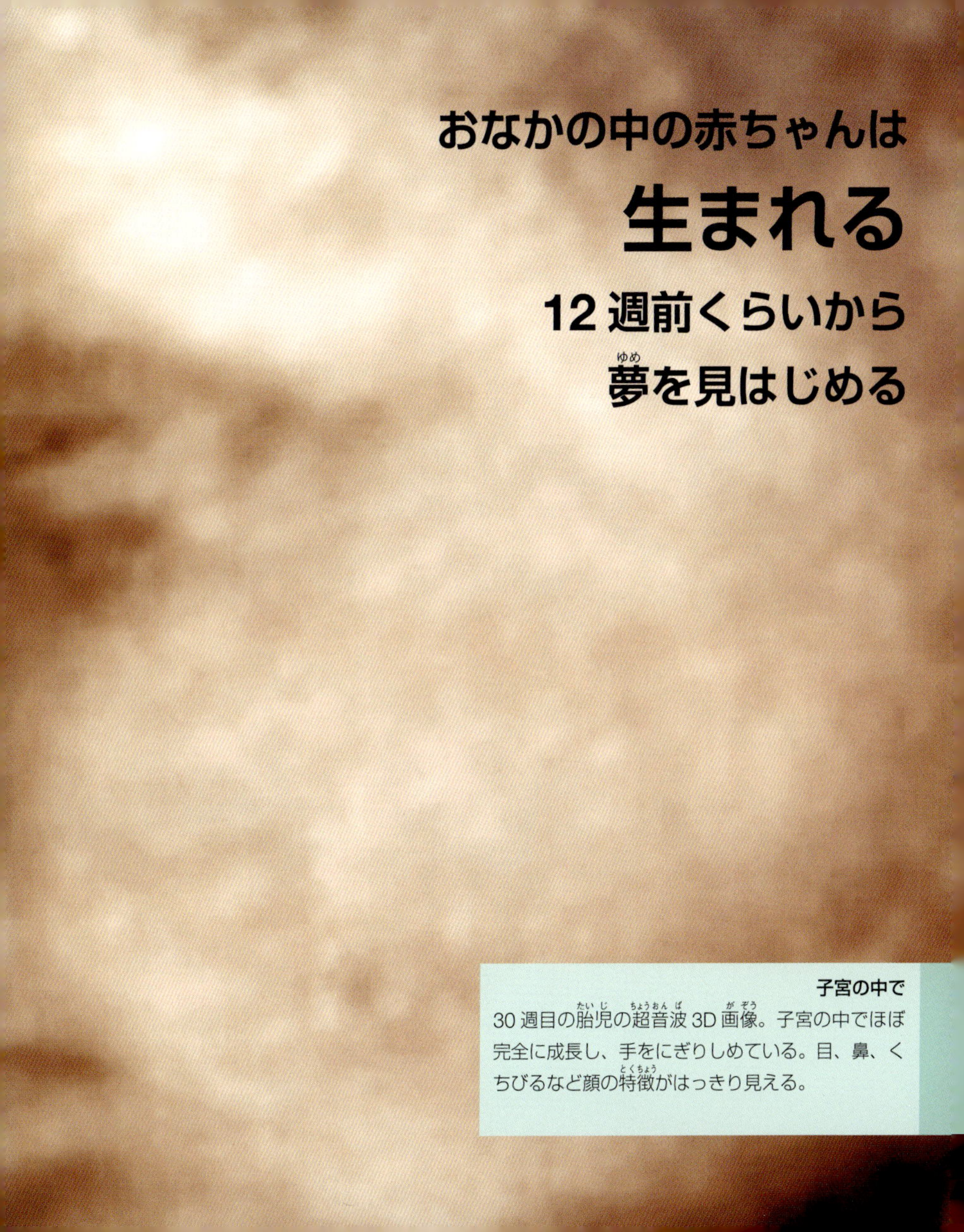

おなかの中の赤ちゃんは
生まれる
12週前くらいから
夢(ゆめ)を見はじめる

子宮の中で
30週目の胎児(たいじ)の超音波(ちょうおんぱ)3D画像(がぞう)。子宮の中でほぼ完全に成長し、手をにぎりしめている。目、鼻、くちびるなど顔の特徴(とくちょう)がはっきり見える。

遺伝子とDNA いでんしとでぃーえぬえー

すべての細胞には体をつくり、決まった仕事をさせる設計図が含まれています。設計図とは母親と父親から受け継いだ遺伝子のことです。遺伝子はDNAという物質でできています。1個の細胞には2万3000個の遺伝子が含まれています。

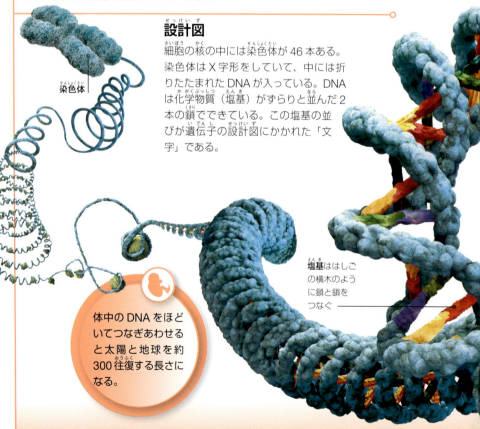

設計図
細胞の核の中には染色体が46本ある。染色体はX字形をしていて、中には折りたたまれたDNAが入っている。DNAは化学物質（塩基）がずらりと並んだ2本の鎖でできている。この塩基の並びが遺伝子の設計図にかかれた「文字」である。

染色体

塩基ははしごの横木のように鎖と鎖をつなぐ

体中のDNAをほどいてつなぎあわせると太陽と地球を約300往復する長さになる。

遺伝

両親から子どもに伝えられる遺伝子が子どもの特徴を決める。たとえば目の色。目の色はいくつかの遺伝子の組み合わせによって決定されるため、いろいろな色が現れる。

2本の鎖はそれぞれDNAでできている

4種類の塩基：種類ごとにちがう色で表す

一卵性双生児

1個の受精卵が子宮の中で2個に分かれ、別々に成長していくと一卵性双生児になる。一卵性双生児はまったく同じ遺伝子をもつのでうり二つだ。

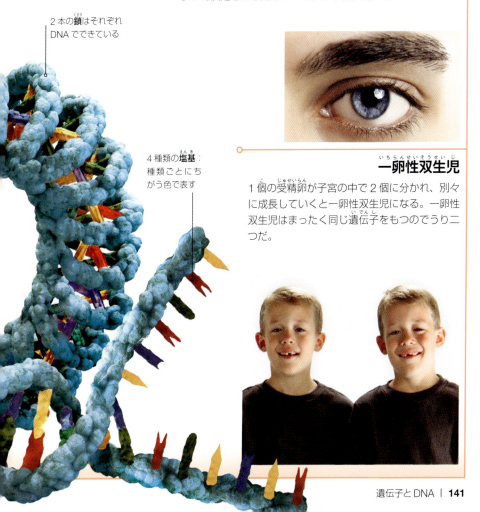

成　　長

人はみな同じ成長段階を経て育っていきます。一番大きな変化は生まれてから 20 歳になるころまでに起こります。この 20 年の間に、親に頼ってばかりの赤ちゃんから、独立したおとなに変わります。

子どもの時代

乳児期、小児期から思春期にかけて大きく変化する。脳がとても速く成長するので、より高度な方法で会話し、体を動かし、行動するというつながりが深まる。外観も変わり、思春期には体の形も大きさもすっかりおとなになる。

生まれてすぐの時期を**乳児期**という。乳児の成長は早い。寝てばかりの期間は短く、おすわりやはいはいをするようになり立ち上がったと思ったらもう歩く。乳児は物をにぎり、音のような声（なん語）や顔の表情でまわりの人と関係をもつ。

1 〜 10 歳までの**小児期**は手と足が伸びて体形が変わる。脳もぐんぐん成長し話したり、読んだり、走ったり、跳んだり、生活する能力を身につけたりする。

142 ｜ 生殖と成長

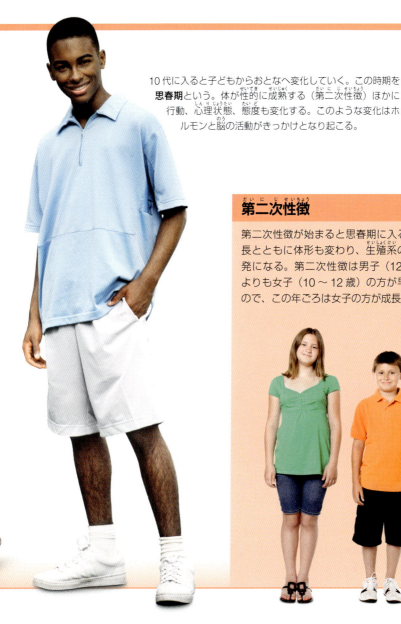

10代に入ると子どもからおとなへ変化していく。この時期を**思春期**という。体が性的に成熟する（第二次性徴）ほかに行動、心理状態、態度も変化する。このような変化はホルモンと脳の活動がきっかけとなり起こる。

第二次性徴

第二次性徴が始まると思春期に入る。体の成長とともに体形も変わり、生殖系の機能も活発になる。第二次性徴は男子（12〜14歳）よりも女子（10〜12歳）の方が早く始まるので、この年ごろは女子の方が成長が早い。

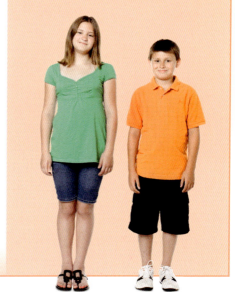

おとなの時代

20歳ごろになると体は成長をやめ、成人期に入る。成長はしないが体は変化し続け、少しずつ老化のしるしが現れる。

中年期（40〜60歳）は老化のきざしが見えはじめる。骨が弱くなったり、筋肉が衰えたりと少しずつ器官のはたらきが落ちてくる。ところが脳は以前よりもよくはたらくことが多い。

青年期（20〜40歳）は体力も健康も受胎力（妊娠する能力）も一番充実している。

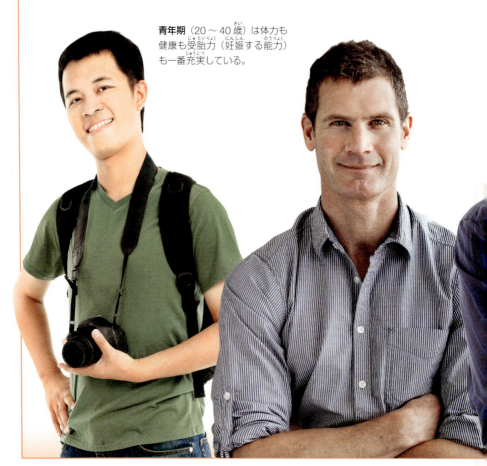

老年期（60歳以上）は老化がさらにはっきり現れる。髪の毛は薄くなり、白髪が混じる。目は見づらくなり耳も聞こえにくくなる。筋肉は弱くなり、関節はかたくなる。骨は折れやすくなる。

皮ふの老化

老化が一番はっきりわかるのは皮ふのしわと茶色のしみ。年齢を重ねていくと真皮（肌のすぐ下の層）が薄くなったり、失われたりしてしわがどんどん深くなる。

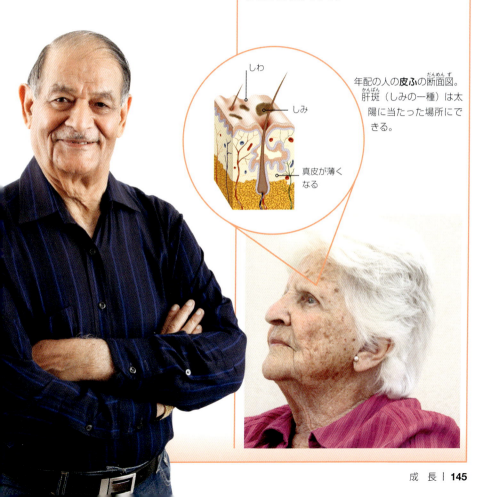

しわ
しみ
真皮が薄くなる

年配の人の**皮ふ**の断面図。肝斑（しみの一種）は太陽に当たった場所にできる。

体まめ知識 からだまめちしき

細胞

★体の中で一番大きな細胞は女性の卵細胞。**直径0.1mm**。目で見ることができる。

★**平均的な大きさの細胞を40個**一列に並べると「・」の直径と同じ長さになる。

★1分間に**3億個の細胞**が死んで新しい細胞に置きかわっている。

★肝細胞の寿命は**200〜400日**。

★赤血球の寿命は約**120日**。

★小腸は食べ物が通過するので細胞はわずか**36時間**ですり減ってしまう。

皮ふ、爪、髪の毛

・皮ふの外側の層（表皮）は**毎月入れかわる**。

・皮ふの表面から毎分約**5万個の皮ふ片**がはがれ落ちている。一生の間にはがれ落ちる皮ふ片の量は約20kgになる。子どもの体重と同じくらいの重さだ。

・皮ふ（表皮と真皮）の厚さはまぶたの**0.6mm**から足の裏の4mmまでと幅広い。

・皮ふは体の中で一番重い器官。おとなの皮ふは重さ**5kg**になる。

・皮ふの色は皮ふでつくられる**色素（メラニン）**の量で決まる。メラニンが少ないと明るい色になり、多いと濃い色になる。

・人間には約**250万個の汗孔**がある。汗は汗孔から皮ふの表面に出てくる。

・手の爪は足の爪の**4倍速く成長**する。冬よりも夏の方が早く伸びる。

・毎日約**120本**の髪の毛（全部で10万本）がぬけて、生えかわる。

・髪の毛は1か月で**10mm**ほど伸びる。60cmになるとぬけ落ちて、新しい毛が生える。4mまで伸ばし続けた人もいる。

・たいていの人のまつげの毛包（毛穴の奥）には**ダニ**（ソーセージ形をした害のない動物）がいる。

骨と筋肉

♦ 生まれたばかりの赤ちゃんには300本以上の骨がある。成長していくうちに何本かはくっついて長い骨になる。おとなの骨は**206本**。

♦ おとなの骨の重さは**体重の20%**。

♦ 一番長い骨は大腿骨。一番小さい骨は耳の中にあるアブミ骨。大腿骨はアブミ骨の**150倍長い**。

♦ 手には**体中の骨の4分の1以上**の数の骨が集まる。

♦ 骨は乾いているように見えるが、実は**22%が水**。

♦ 笑うときは**12本**、しかめっ面のときは11本、顔の筋肉を使う。

♦ 平均的な人は一生の間に約**12万8000km**歩く。地球を3周歩くのと同じ距離。

♦ 一番大きな筋肉はお尻にある**大殿筋**。階段をのぼるときなど大きな動きに関係する。

心臓と血液

★ 血液の量は体重の**約8%**。

★ 心臓は1分間で約**5リットル**の血液を体中に送り出す。1日にするとバスタブ170個分の量になる。

★ 毛細血管の平均的な長さは**1mm**。

★ 体中に広がる毛細血管（酸素を細胞へ届ける）をすべて平らに広げると、**テニスコート19面分**になる。

細菌とたたかうために、1日に100億個以上の白血球がつくられている。

泌尿器系

• 一生の間に泌尿器系でつくり排出する尿は約**4万リットル**。小さなプールをいっぱいにする量。

• 腎臓では毎日、約**180リットル**の血液がろ過される。尿として排出される老廃物は1.5リットルしかない。

• 腎臓の重さは**体重のわずか1%**だが、体のエネルギーの25%を使う。

呼 吸

♦ 1日に平均して **3万回**呼吸をする。大きめの風船を 3750 個ふくらませるくらいの息をはき出していることになる。

♦ **吸いこむ空気**には酸素 20.8％、二酸化炭素 0.04％、窒素 79.16％が含まれる。はき出す息には酸素 15.6％、二酸化炭素 4％、窒素 79.16％、水 1.24％が含まれる。

♦ 1日に大きなグラス 1 杯くらいの**粘液**を飲みこんでいる。粘液は気道でつくられのどを通って押し上げられ、飲みこんで食道にもどる。

消 化

★ だ液腺から口に分泌されるだ液は毎日約 **1.5〜2 リットル**。

★ 胃で分泌される**胃液**はとても強い酸性なのでペンキをはがすことができる。

★ **歯のエナメル質**には生きている細胞は含まれていない。エナメル質が傷つくと元にもどらないのでうめるほかない。

★ 一生の間に歯は **1 回**入れかわる。子ども時代の 20 本の乳歯はおとなになると生えかわり 32 本の永久歯になる。

脳

• 脳の約 **85％は水**。

• 生まれたばかりの赤ちゃんの脳は約 **375g**。2 歳の誕生日までに約 2 倍の 700g になる。

• 脳の重さは**体重の 2％**だが、体を流れる血液の 20％は脳に入る。

• **大脳皮質**（大脳の外側の薄い層。脳の「考える」部分）を広げると大きな枕カバーほどの大きさになる。

• **脳の右側**は体の左側を支配し、脳の左側は体の右側を支配する。

• **2 億 5000 万本以上の神経線維**が脳の左側と右側をつないでいる。

• 20 〜 60 歳のおとなでは毎日 **1 万 2000 本**の**脳の神経**が失われる。失われた神経は入れかわらない。

• 脳の神経細胞の寿命は **100 年**。人の寿命と同じ。

神経と神経細胞

♦ 神経の信号は脊髄から足の親指までわずか**100分の1秒**で伝わる。

♦ 一番長い神経細胞は脊髄から足の親指まで伸びる。長さは**1m**。体の中で一番長い細胞でもある。一番短い神経細胞は1mm。

♦ 神経細胞は1秒に**1000回神経信号**を伝える。

♦ 一番太い神経は坐骨神経。**幅2cm**。腰から足まで伸びる。

♦ 神経信号が脳ではなく脊髄を通って伝わるひっこめ反射では、熱い物体から手をひっこめるまでにわずか**1000分の30秒**。脳を通って伝わるとすると1000分の800秒かかることになる。

♦ 体中の神経細胞をすべてつなぎあわせると**15万km**以上になる。東京からニューヨークまで約13回分の飛行距離よりも長い。

感 覚

★**音の聞こえる範囲**は年齢が上がると狭くなる。若い人ほど高い音が聞こえる。

★舌の**味蕾**は1週間で入れかわる。鼻のにおい受容体は1か月してから入れかわる。

★唐辛子を食べると舌がひりひりする。唐辛子に含まれる物質が**舌の痛み受容体**を刺激するから。

★指は体の中で**もっとも感覚が鋭い**。指先には約100個の感覚受容体がある。

★目には**体の全感覚受容体の70%**が含まれる。視覚はとくに重要な感覚。

★子どもは1日に約**9400回**まばたきをして、目を掃除する。

望遠鏡を使わず肉眼で見える一番遠い天体はアンドロメダ銀河。250万光年離れている。

遺伝子

• 人間の体細胞の核の中には**46本の染色体**がある。

• 人間の細胞1個に含まれるDNAをつなぎあわせると**2m**をこえる。

用語解説 ようごかいせつ

汗（あせ） 皮ふの腺から分泌される水のような液体。

遺伝子（いでんし） 細胞の核の中の染色体をつくるDNAに含まれる暗号化された指令（遺伝情報）。人の遺伝子の数は約2万3000個。

ウイルス 細胞に侵入、増殖して病気を起こす粒子。風邪やはしかなどの原因。

栄養素（えいようそ） 体が正常に活動するために必要な、食べ物に含まれる物質。

SEM（走査型電子顕微鏡） 体の組織を拡大して立体的に見ることのできる特殊な顕微鏡。

X線 放射線を使い骨をうつす画像技術。

エネルギー 細胞を活発にはたらかせるために必要な燃料。食べ物から取り入れる。

MRI（核磁気共鳴画像法） 磁力と電波とコンピュータを用いて体の組織や器官をうつす方法。

核（かく） 細胞の活動を調節する司令塔のはたらきをする細胞小器官。染色体を含む。

滑膜関節（かつまくかんせつ） 肘や膝など自由に動く関節。

括約筋（かつやくきん） 開口部のまわりにある輪状の筋肉。物質の出入りを調節する。

かゆみ液（かゆみえき） 胃で一部が消化されてどろどろになった状態の食べ物。び汁ともいう。

カルシウム 骨や歯をつくるために体が利用する無機物。

関節（かんせつ） 2個以上の骨が接する部分。ほとんどの関節は動かすことができる。

器官（きかん） 2種類以上の組織からできていて、特定のはたらきをする体の部分。心臓や腎臓など。

筋線維（きんせんい） 筋肉をつくる細胞。

系（けい） たがいに作用しながらはたらく器官のまとまり。消化器系など。

ケラチン 爪、毛、表皮をつくるタンパク質。じょうぶで水を通さない。

腱（けん） 筋肉と骨をつなぐひも状のじょうぶな組織。

酵素（こうそ） 体の中で起きている化学反応の速度をあげるタンパク質。

骨髄（こつずい） 骨の中の空間にあるやわらかい組織。

コラーゲン じょうぶなタンパク質。腱、靭帯、軟骨を強くする線維をつくる。

細菌（さいきん） 単細胞の微生物。病気を引き起こす細菌もいる。

細胞（さいぼう） とても小さな生命の単位。人間の体は数十兆個の細胞でできている。

細胞質基質（さいぼうしつきしつ） 細胞の膜と核の間を満たすゼリー状の液体。

細胞小器官（さいぼうしょうきかん） 細胞の細胞質基質に浮いている小さな構造。特定のはたらきをする。ミトコンドリアなど。

酸素（さんそ） 細胞内でブドウ糖からエネルギーを取り出すために使われる気体。

軸索（じくさく） 神経細胞の細胞体から伸びる長い神経線維。別の神経細胞へ信号を運ぶ。

思春期（ししゅんき） 生殖系が活発になりはじめ、急激に成長する時期。たいていは10代半ばに訪れる。

CT（コンピュータ断層撮影法） 体の組織や器官を2次元や3次元画像でうつし出す方法。

シナプス 神経と神経の接合部。わずかなすき間がある。

脂肪（しぼう） 食べ物や体の中にあり、エネルギーを貯蔵する物質。体の断熱材としてもはたらく。

樹状突起（じゅじょうとっき） 短い神経線維。別の神経細胞から入ってくる信号を神経細胞の細胞体へ伝える。

受精（じゅせい） 男性の精子と女性の卵子が結びつくこと。受精のあと新しい命が育っていく。

消化 食べ物を栄養素に分解するはたらき。栄養素は血液に吸収され、体で使われる。

消化酵素（こうそ） 食べ物を栄養素に分解する速度を速くする物質。

静脈（じょうみゃく） 組織から心臓へもどる血液を運ぶ、薄い壁の血管。

神経細胞（さいぼう） 神経系で信号を運ぶ細胞。ニューロンともいう。

靭帯（じんたい） 関節で骨と骨を結びつけるひも状の、じょうぶな組織。

真皮 表皮の下、皮ふの深くにある厚い層。感覚受容体と血管がある。

腺（せん） ホルモンや酵素など特定の物質をつくって分泌する細胞。

染色体（せんしょくたい） DNAの集まり。細胞の核の中に46本ある。

せん毛 組織の表面にある小さな毛のような突起。波のような動きをつくり粘液などを移動させる。

組織（そしき） 特定の機能をはたすために、いっしょにはたらく同じ種類の細胞の集まり。筋肉細胞でできた筋肉など。

胎児（たいじ） 受精後9週目から生まれるまでの赤ちゃん。

代謝（たいしゃ） 細胞の中で起きている物質の化学変化。

だ液（えき） 口の中にある液体。食べ物をかんだり飲みこんだりしやすくして消化を助ける。

炭水化物 食べ物や体の中にある炭素と水素でできた物質。ブドウ糖（体で使うエネルギーをためる物質）などの糖も炭水化物の一種。

タンパク質（しつ） 食べ物や体に含まれ、細胞をつくり、活動させる物質。

DNA（デオキシリボ核酸） 細胞の核の中にある、らせん状にからみ合った2本の長い分子。体をつくり、動かす指示の書かれた暗号を含む。

動脈（どうみゃく） 壁の厚い血管。心臓から組織へ血液を運ぶ。

軟骨（なんこつ） 柔軟性のあるじょうぶな組織。体を支える。関節で骨の端をおおう。

二酸化炭素（にさんかたんそ） 細胞の中でエネルギーを発生させるときに放出される、体に必要のない気体。

粘液（ねんえき） 腺から分泌されるべとべとした物質。のどと胃をつなぐ食道では食道腺から分泌された粘液が内壁をおおう。

胚芽（はいが） 受精卵が子宮にたどり着いてから8週目までの段階。

反射（はんしゃ） 考える間もなく体が自動的にすばやく起こす行動。熱い物にふれると手を離すひっこめ反射など。

病原体 病気を引き起こす微生物の総称。

表皮 皮ふを守る薄い層。

ブドウ糖（とう） 糖の一種。血液中に存在する。体の細胞のおもなエネルギー源。

ヘモグロビン 酸素を運ぶ赤色のタンパク質。赤血球の中にある。

哺乳類（ほにゅうるい） 体温が一定に保たれ、体は毛でおおわれ、子を母乳で育てる動物。ウサギや人間など。

ホルモン 内分泌腺から血液に分泌される化学物質。体の情報を特定の組織に伝え、活動を変化させる。

ミトコンドリア 細胞の中の小さな器官。ブドウ糖からエネルギーをつくる。

脈拍（みゃくはく） 心臓から血液が送り出されるときに動脈が広がり生じる周期的な拍動。脈拍は心臓の拍動と同じ周期を刻む。

免疫系（めんえきけい） 細菌などの病原体に抵抗して体を病気から守る細胞の集体。マクロファージとリンパ球を含む。

毛細血管 一番細い動脈と一番細い静脈をつなぐとても細い血管。組織細胞に血液を運ぶ。

有糸分裂（ゆうしぶんれつ） 細胞分裂の一種。まったく同じ細胞が2個できる。

リンパ 組織からリンパ管にしみ出る液体。

索　引 さくいん

【あ】

赤ちゃん　131, 134-139, 142
　──の心臓　60
アキレス腱　40
味　116, 117
汗　25, 67, 75, 146, 150
アドレナリン　126, 128, 129
アブミ骨　123, 147
鞍関節　38
胃　66, 88, 89, 92, 93, 101
胃液　92, 93, 148
息　80, 148
胃酸　66
胃小窩　93
胃腺　93
一次視覚野　107
一次聴覚野　107
一卵性双生児　141
遺伝子　140, 141, 149, 150
遺伝情報　134
インスリン　129
咽頭　➡のどを見よ
ウイルス　66, 150
ウェルニッケ野　107
右心室　58
右心房　58
運動前野　106
運動野　107
栄養素　87-89, 94, 100, 150
X線　150
X線写真　14, 35, 37, 59, 128
エナメル質　91, 148
エネルギー　150
塩基　140, 141
横隔膜　79-81
黄色骨髄　31
音　85, 149
　心臓の──　61
おとな　131, 144

音波　122, 123

【か】

外耳　122
外耳道　122
回腸　94
灰白質　110, 111
海綿質　29, 30, 35
顔
　──の筋肉　48, 147
　──の表情　49
蝸牛　122, 123
蝸牛神経　123
核（細胞の）　6, 10, 55, 67, 133, 134, 150
　線維の──　43
顎筋　41
顎骨　91
核磁気共鳴画像法（MRI）　14, 16, 150
角膜　112, 113
下行大動脈　52
かさぶた　65
下垂体　126-128
下大静脈　52, 58
滑液　36
滑膜　36
滑膜関節　150
括約筋　74, 150
髪の毛　23, 146
カルシウム　26, 150
感覚細胞　17, 118, 124
感覚受容器　103, 125
感覚受容体　149
感覚点　21
感覚野　107
感覚連合野　107
眼球の筋肉　46
汗孔　146
肝細胞　100, 101, 146

肝小葉　101
関節　36-39, 150
関節包　36
汗腺　20, 25
感染　66, 67
肝臓　89, 100, 101
杆体　112
冠動脈　59
肝門脈　100, 101
器官　12, 13, 150
気管　66, 79, 84
気管支　78, 79, 82
傷　11, 20, 62, 64, 65
気道　78
キヌタ骨　123
ギプス　35
球関節　38, 39
嗅球　118
嗅細胞　118, 119
胸骨　26, 33
距骨　37
筋原線維　44, 45
筋周膜　44
筋線維　44, 150
筋線維束　44
筋肉　26, 40-49, 147
　──の種類　42, 43
　──のつくり　44, 45
　──のはたらき　48, 49
筋肉系　19
筋肉細胞　9
筋肉線維　45, 47
空腸　94
口　90, 91
くちびる　85, 121
グルコース　129
毛　22, 23
系　150
頸筋　41
脛骨　27, 37
頸動脈　52
けが　11
血液　8, 51-75, 94, 147

血液細胞　31
血　管　25, 30, 34, 44, 51, 54,
　　　　55, 64, 101
血管系　51-53
血しょう　62, 63
血小板　62-64
血　栓　34, 64
結　腸　98, 99
血　餅　65
ケラチン　20-22, 150
腱　41, 49, 58, 150
言　語　85
肩甲骨　26, 33
犬　歯　91
虹　彩　43, 113, 114
甲状腺　126
酵　素　66, 92, 94, 150
喉　頭　84
喉頭蓋　85, 90, 91
肛　門　88, 89, 98, 99
肛門括約筋　99
声　84, 85
呼　吸　77-85, 137, 148
呼吸器系　78, 79
骨格筋　40, 42, 44, 47, 48
骨格筋繊維　42
骨格系　19, 26, 27
骨　幹　31
骨　髄　30, 150
骨　折　34, 35
骨　端　30
骨単位　30, 31
骨　盤　26, 33
骨　梁　30
言　葉　5
鼓　膜　122, 123
コラーゲン　150
コラーゲン繊維　37, 41
ゴルジ体　6
コンピュータ断層撮影法（CT）
　　15, 150

【さ】

細気管支　78, 79
細　菌　66, 67, 87, 150
細静脈　54
臍　帯　136
細動脈　54
細　胞　6-13, 51, 146, 150
　　体の――　24
　　血液の中の――　62
　　脳の――　109
　　――の修復　11
　　――の種類　8, 9
　　――の中　6
　　――の分裂（有糸分裂）　10,
　　　　11, 151
　　――をつくる　134
細胞質　10
細胞質基質　6, 150
細胞小器官（オルガネラ）　6, 150
細胞膜　7
鎖　骨　26
坐心室　59
左心房　59
サルコメア　45
さわる　103, 120, 121
三尖弁　58
酸　素　51, 52, 59, 62, 77-83,
　　148, 150
耳　介　122
視　覚　112
視覚野　113
視覚連合野　107
子　宮　133, 135-137, 139
軸骨格（体幹骨格）　27
軸　索　8, 104, 105, 150
指　骨　23, 27
視細胞　9
脂　質　94
思春期　143, 150
視床下部　127
耳小骨　19, 122, 123

視神経　112, 113
歯　髄　91
脂　腺　20
舌　85, 88, 90, 91, 116-118,
　　149
膝蓋骨　27, 33
指動脈　53
シナプス　105, 150
脂　肪　23, 26, 150
脂肪細胞　8, 9
脂肪滴　9
指　紋　21
尺　骨　26
車軸関節　39
十二指腸　92-94
絨　毛　95, 96
手根骨　27, 32
種子骨　33
樹状突起　9, 105, 150
受　精　133-135, 150
受精卵　131, 134, 135, 141
受容体
　　におい――　149
　　皮ふの――　120
循環器系　12, 58
消　化　148, 151
消化管　88, 90
消化器系　87-101
小臼歯　91
踵　骨　37
上大静脈　58
小　腸　66, 70, 88, 89, 92,
　　94-97, 100, 146
小児期　142
小　脳　106, 107
上皮細胞　8
小胞体　7
情報の伝え方　4, 5
静　脈　52, 54, 55, 100, 101,
　　120, 151
上腕骨　26
上腕三頭筋　48, 49
上腕二頭筋　41, 48, 49

索　引 | 153

食　道　85, 88, 90-92
触　覚　120, 121
心　筋　42, 43, 58
心筋細胞　12, 59
神　経　20, 104, 148, 149
神経系　103-129
神経細胞（ニューロン）　8, 9, 103-110, 149, 151
神経線維　117, 148
心　室　58-61
心室中隔　59
腎静脈　72, 73
心　臓　13, 43, 51, 52, 58, 59, 147
　──の動き　60, 61
　──の音　61
　──の筋組織　12
　──の拍動　60
腎　臓　72-74, 126, 147
靱　帯　36, 37, 151
腎動脈　72, 73
真　皮　20, 21, 120, 145, 146, 151
心　房　58-61
すい管　94
水晶体　112, 113
すい臓　94, 126
錐　体　112
精　管　132
精　子　132-134
生　殖　126, 130-141
生殖系　132, 133, 143
生殖細胞　132
成人期　144
精　巣　132
声　帯　84, 85
成　長　126, 128, 131, 142-145
成長ホルモン　11
精のう　132
赤色骨髄　31
脊　髄　33, 104, 106, 110, 111, 149

脊髄神経　104, 110
脊　椎　110, 111
赤血球　8, 56, 57, 62-64, 146
切　歯　91
背　骨　26, 33
腺　151
繊維芽細胞　34
染色体　10, 11, 149, 151
ぜん動　95, 99
前頭骨　33
前頭前野　106
せん毛　78, 151
象牙質　91
爪　甲　23
爪　根　23
走査型電子顕微鏡（SEM）　15, 150
走査型電子顕微鏡写真　47, 65
爪　先　23
爪母基　23
足根骨　27
側頭骨　32
組　織　8, 12, 70, 151

【た】

体　温　24, 25
大臼歯　91
大胸筋　41
胎　児　136, 139, 151
代　謝　151
代謝水　75
大腿骨　27, 32, 147
大腿四頭筋　40
大腿静脈　53
大腿動脈　53
大　腸　89, 94, 98, 100
大殿筋　40, 147
大動脈　52, 53, 59
第二次性徴　143
大　脳　106
大脳皮質　107, 148
胎　盤　136
大伏在静脈　53

だ　液　116, 151
だ液腺　66, 88, 90, 148
楕円関節　38
脱　臼　37
ダ　ニ　146
食べ物　87-91, 94, 95, 116
胆　管　94
短　骨　32
胆　汁　94, 100
炭水化物　94, 151
胆のう　89, 94, 100
タンパク質　6, 7, 20, 22, 44, 45, 92, 94, 151
膣　133
知　能　4
緻密質　30, 31, 35
中　耳　122, 123
虫　垂　98
中枢神経　104
腸　87, 94-99
超音波　15
超音波画像　139
聴覚連合野　106
長　骨　32
蝶番関節　39
直　腸　89, 98, 99
椎　骨　33
ツチ骨　123
爪　22, 23, 146
手　4, 5, 128
DNA（デオキシリボ核酸）　131, 140, 149, 151
点　字　121
電子顕微鏡写真　109
頭蓋骨　16, 26, 38, 110, 122
瞳　孔　43, 113, 114, 129
橈　骨　26
糖尿病　129
動　脈　20, 52-55, 120, 151

【な】

内　耳　122, 123
内視鏡検査　15

内分泌系　126-129
内分泌腺　126, 127
涙　66
軟　骨　36, 151
におい　118, 119, 149
二酸化炭素　77, 80, 82, 83, 148, 151
乳児期　142
乳　頭　116
尿　42, 67, 72-75, 147
尿　管　72, 73
尿　道　72, 74, 132
熱（体の）　24
ネフロン　73
粘　液　148, 151
脳　16, 103, 104, 106-110, 112, 113, 148
脳　幹　81, 106
脳神経　104
のど（咽頭）　84, 85, 88, 90, 91

【は】

歯　88, 90, 91, 148
肺　53, 77-83
胚　136
胚　芽　151
肺静脈　59
肺動脈　52, 53, 59
肺　胞　78, 82, 83
白　質　110, 111
白血球　62, 63, 67
発　声　84, 85
鼻　78, 118, 119
半関節　38
半規管　123-125
半月弁　61
反　射　111, 149, 151
皮下組織　21
鼻　腔　78, 118
腓　骨　27
尾　骨　110
膝　36
肘　48, 49

び　汁　92, 93, 150
微小管　7
ひ　臓　70
泌尿器系　51, 72, 147
皮　ふ　19-21, 66, 67, 103, 120, 145, 146
腓腹筋　40
皮ふ片　146
病気とのたたかい　66, 67
病原体　62, 64, 66, 67, 70, 151
表　皮　20, 21, 120, 146, 151
フィブリン　64, 65
フィラメント　42, 44, 45, 47
不規則形骨　33
副　腎　126
複　製　10
腹直筋　41
付属骨格（体肢骨格）　27
ブドウ糖　101, 151
ブローカ野　106
平滑筋　42, 43
平衡感覚　124
平面関節　39
ヘモグロビン　62, 151
弁　55, 60, 61
便　75, 89, 98, 99
扁　桃　70
扁平骨　33
膀　胱　42, 43, 67, 72, 74, 132
哺乳類　151
骨　19, 26, 28, 147
　　──と筋肉　41
　　──の種類　32, 33
　　──の組織　29
　　──のつくり　30, 31
　　──の中　30, 31
ホルモン　126-129, 143, 151

【ま】

膜　6
マクロファージ　67, 69
まばたき　149
味　孔　116

水　62, 73, 75, 89, 98, 147, 148
ミトコンドリア　7, 151
耳　122-125
耳たぶ　122
味　毛　116
脈　拍　151
味　蕾　116, 149
目　9, 43, 112-115, 141, 149
　　──が回る　125
メラニン　146
免疫系　66-69, 151
毛　幹　21-23
毛　根　22
毛細血管　54, 55, 82, 83, 147, 151
毛細リンパ管　71
盲　腸　98
毛　包　20, 22, 146
毛母筋　22
網　膜　112

【や】

幽門括約筋　92, 93
指　5, 49, 121, 149

【ら】

卵円窓（前庭窓）　123
卵　管　133-135
卵細胞　146
卵　子　132-134
卵　巣　133, 134
リソソーム　6
リボソーム　7
リンパ　70, 71, 123, 151
リンパ管　70, 71
リンパ系　51, 70, 71
リンパ節　71
老　化　144, 145
老年（期）　131, 145
老廃物　51, 74, 75, 147
肋間筋　80, 81
肋　骨　26, 33, 80

謝　　辞 しゃじ

Dorling Kindersley would like to thank: Lorrie Mack for proofreading; Helen Peters for indexing; Joe Fullman and Catherine Saunders for editorial assistance; and Vikas Chauhan for design assistance.

The publisher would like to thank the following for their kind permission to reproduce their photographs:

(Key: a-above; b-below/bottom; c-centre; f-far; l-left; r-right; t-top)

1 Science Photo Library: Gustoimages. **2–3 Corbis:** Dennis Kunkel Microscopy, Inc. / Visuals Unlimited. **4 Corbis:** Isaac Lane Koval (cl). **4–5 Corbis:** Michael Keller. **5 Corbis:** Ton Koene / Visuals Unlimited (br). **Dreamstime.com:** Jacek Chabraszewski (tr). **6 Alamy Images:** Phototake Inc. (bc). **7 Corbis:** Dennis Kunkel Microscopy, Inc. / Visuals Unlimited (cr); Visuals Unlimited (tr). **8–9 Fotolia:** martanfoto. **11 Getty Images:** Image Source (tr); Michel Tcherevkoff / Stone (l). **13 Getty Images:** Zephyr / Science Photo Library (ca). **14 Corbis:** Dan McCoy - Rainbow / Science Faction (br). **Dreamstime.com:** Peterfactors (cl). **15 Corbis:** Photo Quest Ltd / Science Photo Library (br); Zephyr / Science Photo Library (tl). **Getty Images:** UHB Trust / Stone (cra); BSIP / Universal Images Group (bl). **16–17 Corbis:** Image Source. **22–23 Science Photo Library:** Steve Gschmeissner. **23 Fotolia:** Aaron Amat (tr). **24 Corbis:** Scientifica / Visuals Unlimited. **25 Getty Images:** Sam Jordash / Digital Vision (tl); Michael Krasowitz / Taxi (br). **28–29 Corbis:** Photo Quest Ltd / Science Photo Library. **30 Corbis:** Steve Gschmeissner / Science Photo Library (bc). **31 Corbis:** Dennis Kunkel Microscopy, Inc. / Visuals Unlimited (bc); Lester V. Bergman (cr). **33 Corbis:** Ralph Hutchings / Visuals Unlimited (cb). **35 Corbis:** ERproductions Ltd / Blend Images (tl). **Dreamstime.com:** Fotokon (tr). **37 Corbis:** Kallista Images / Visuals Unlimited (l). **42 Corbis:** Mediscan (clb). **43 Corbis:** Carolina Biological / Visuals Unlimited (tr); Steve Gschmeissner / Science Photo Library (br). **46–47 Corbis:** Dennis Kunkel Microscopy, Inc. / Visuals Unlimited. **50 Fotolia:** michelangelus. **56–57 Corbis:** Science Picture Co / Science Faction. **58 Science Photo Library:** Susumu Nishinaga (bc). **59 Corbis:** Howard Sochurek (r). **61 Dreamstime.com:** Citalliance (tr). **65 Corbis:** (tl). **68–69 Corbis:** Dr David Phillips / Visuals Unlimited. **76 Corbis:** Science Picture Co / Science Faction (l). **77 Alamy Images:** Enigma (cb). **78 Corbis:** Veronika Burmeister / Visuals Unlimited (ca). **79 Science Photo Library:** CNRI (tc). **85 Dreamstime.com:** Gemenacom (r). **86 Dreamstime.com:** Sebastian Kaulitzki. **87 Corbis:** Mediscan (cb). **92 Science Photo Library:** Dr K F R Schiller (bl). **93 Corbis:** Micro Discovery (bl). **96–97 Science Photo Library:** Eye of Science. **100 Science Photo Library:** David Mccarthy (cl). **102 Getty Images:** Jan Scherders / Blend Images. **103 Dreamstime.com:** Venki3503 (cb). **105 Getty Images:** Visuals Unlimited, Inc. / Carol & Mike Werner (cb). **108–109 Corbis:** Dennis Kunkel Microscopy, Inc. / Visuals Unlimited. **112 Getty Images:** Steve Gschmeissner / Science Photo Library (ca). **113 Science Photo Library:** BSIP, Chassenet (ca, tr). **114-115 Corbis:** Jens Nieth. **116 Dreamstime.com:** Kamil Macniak (bl). **117 Corbis:** Fabrice Lerouge / Onoky (tc). **119 Fotolia:** dragon_fang (br). **120 Corbis:** Ondrea Barbe (bc). **121 Corbis:** Zigf (br). **121 Corbis:** Claire Artman (br); Tom Grill (cr); Chris Whitehead / cultura (bc). **Fotolia:** April Cat (bl). **Getty Images:** UIG (tl). **123 Corbis:** MedicalRF.com (tc). **124–125 Getty Images:** Sajjad Hussain / AFP (c). **125 Corbis:** RelaXimages (br). **128 Corbis:** Yoav Levy / MedNet (bl); Visuals Unlimited (bc). **128–129 Getty Images:** Oliver Furrer. **129 Getty Images:** Science Photo Library (br). **130 Getty Images:** SCIEPRO / Science Photo Library. **131 Fotolia:** adimas (bc). **137 Science Photo Library:** Jellyfish Pictures (b). **138–139 Science Photo Library:** GE Medical Systems. **141 Dreamstime.com:** Bill Warchol (br). **Fotolia:** IKO (cra). **142 Dreamstime.com:** Val Thoermer (r). **143 Corbis:** David Katzenstein / Citizen Stock (br). **144 Corbis:** Richard Lewisohn / Image Source (r). **Dreamstime.com:** Tom Wang (l). **145 Fotolia:** keki (br); Rohit Seth (l).

Jacket images: *Front:* **Science Photo Library:** Pasieka c; *Spine:* **Science Photo Library:** Pasieka t.

All other images © Dorling Kindersley

For further information see: www.dkimages.com